어떻게 뺐어?

어떻게 뺐어?—좋은 습관 다이어트 성공비결
김희숙 지음

초판 인쇄 | 2013년 08월 31일
초판 발행 | 2013년 09월 04일

지은이 | 김희숙
펴낸이 | 신현운
펴낸곳 | 연인M&B
기 획 | 여인화
디자인 | 이희정
마케팅 | 박한동
등 록 | 2000년 3월 7일 제2-3037호
주 소 | 143-874 서울특별시 광진구 자양로 56(자양동 (680-25) 2층
전 화 | (02)455-3987 팩스 | (02)3437-5975
홈주소 | www.yeoninmb.co.kr
이메일 | yeonin7@hanmail.net

값 16,000원

ISBN 978-89-6253-140-4 13690

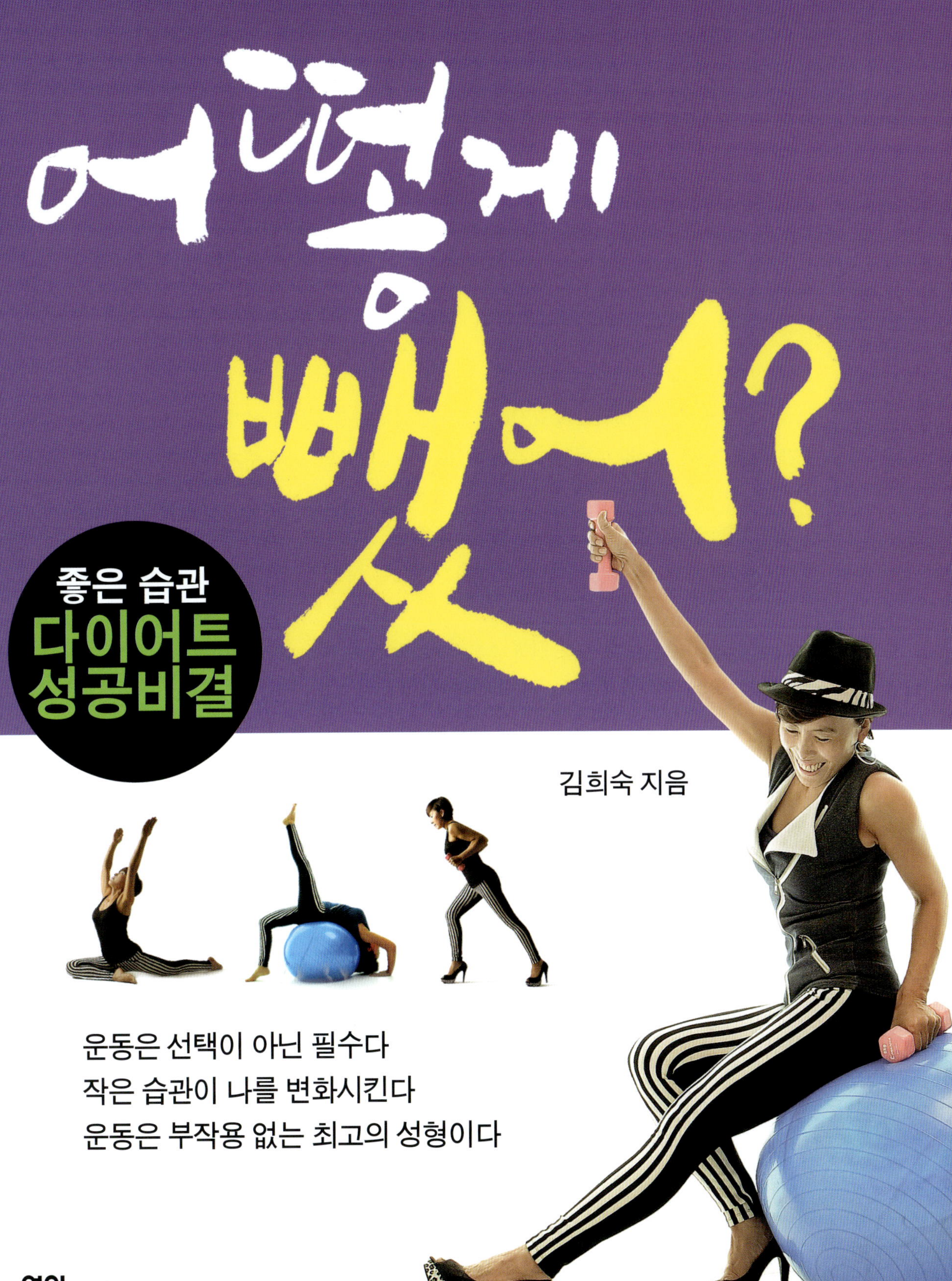

스트레칭아 놀자! 짐볼아 놀자! 덤벨아 놀자!

어떻게 뺐어?

좋은 습관
다이어트
성공비결

김희숙 지음

운동은 선택이 아닌 필수다
작은 습관이 나를 변화시킨다
운동은 부작용 없는 최고의 성형이다

연인M&B

자기 자신을 사랑하고 있습니까?

우리 시대는 몸과 신체의 중요성이 그 어느 때보다 중요하게 여겨지고 있습니다. 여기서 신체(Köerper)라고 하는 것은 타인의 시선에 나포된, 보여 주기 위한 몸을 말합니다. 그래서 사실상에서는 건강한 몸(Leib)을 배반하고 학대하면서 마음과 정신이 하나되는 몸을 등한시하고도 있는 듯합니다. 제가 강조하고 싶은 몸은 에너지가 넘치고 건강한 몸을 말합니다. 그것을 위해서 우리는 무엇을 어떻게 해야 할까요? 이 책은 이에 대한 저 나름의 대답입니다.

편안한 일상에 젖어 건강을 위한 운동을 멀리하고 다이어트 식품이나 약, 그리고 성형수술 등에 의존하는 현실이 안타깝기만 합니다. 그런 방법으로 살을 뺐다고 해도 과학적인 연구결과들은 매년 3kg씩 증가한다고 밝히고 있습니다. 또 다른 부작용과 요요현상이 발생하는 것입니다. 건강한 몸을 위한 전인적인 노력, 건강한 마인드와 실천력이 부족한 상태에서 임시방편으로 행한 것입니다. 그러니 다시금 약이나 수술을 택하지 않도록 하기 위해서도 사후관리에 들어가지 않으면 안 됩니다. 다시 운동을 해야 하는 것이지요.

여기 담긴 트레이닝은 20년간 현장에서 직접 발과 몸으로 뛰며, 몸소 체험한 내용들임을 고백합니다. 그래서 구체적이고 실천 가능한 현실성에 기반을 두었습니다. 건강한 몸을 향한 관심과 노력이 단지 안타까운 일회성에 그치지 않고 꾸준하게 활용할 수 있는 내용들로 구성했으며, 누가 봐도 쉽게 이해할 수 있는 책을 만들려고 노력했습니다. "어떻게 뺐어?"는 제가 주위 분들에게 가장 많이 받았던 질문이었고, 저는 그 친구들에게 이야기하듯이 친절하고 쉽게 쓰여졌습니다.

이 책은 모든 사람들의 생활 식습관과 운동을 통한 건강한 에너지 생성을 우리의 생

이 책은 모든 사람들의 생활 식습관과 운동을 통한
건강한 에너지 생성을 우리의 생활에 접목함으로
개인의 건강, 가정의 건강,
사회나 국가의 건강을 도모하고자 합니다.

활에 접목함으로 개인의 건강, 가정의 건강, 사회나 국가의 건강을 도모하고자 합니다. 각종 매체에서 많이 다루고 있는 다양한 다이어트 프로그램들이 일시적으로 끝나 버리는데 아쉬움을 가지며, 독자들이 일상에서 곁에 두고 실천할 수 있도록 구성했습니다.

그 과정이 결코 쉽지만은 않았습니다. 흩어져 있는 자료를 모으고 정리하고 올바른 동작 하나하나를 촬영하고 독자들이 이해하기 쉽고 싫증나지 않는 책을 만든다는 것은 무척이나 힘든 작업이었습니다. 이 책에 있는 일부 내용은 수많은 저서와 논문과 웹상의 자료들을 바탕으로 참고해서 썼습니다.

이 책이 나오기까지 많은 분의 도움이 있었습니다. 항상 격려와 조언을 해 주신 한국국제대 사회체육학과 교수님, 부산고신대 보건과학과 교수님, 대한퍼스널트레이닝연맹 조용훈 회장님, 근력운동의 모델이 되어 준 강동완 제자에게 이 자리를 빌려 깊은 감사의 말을 전합니다. 건강한 유전자를 주신 부모님, 묵묵히 곁에서 지켜봐 준 남편과 사랑하는 딸 윤아, 아들 동현에게도 이 책을 바칩니다.

2013. 여름
김희숙

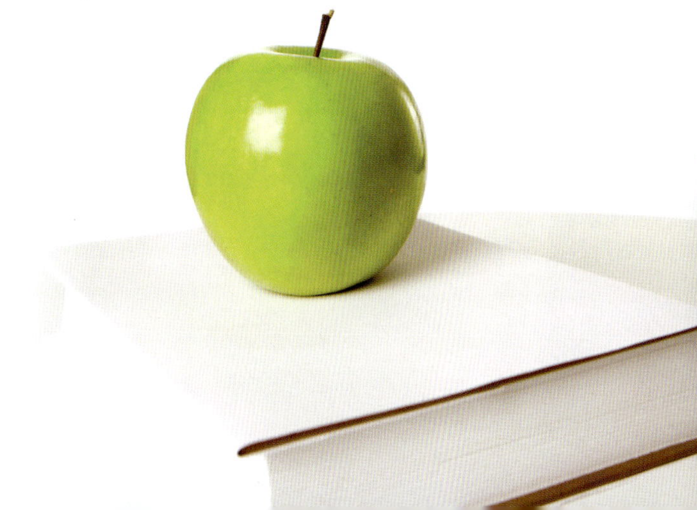

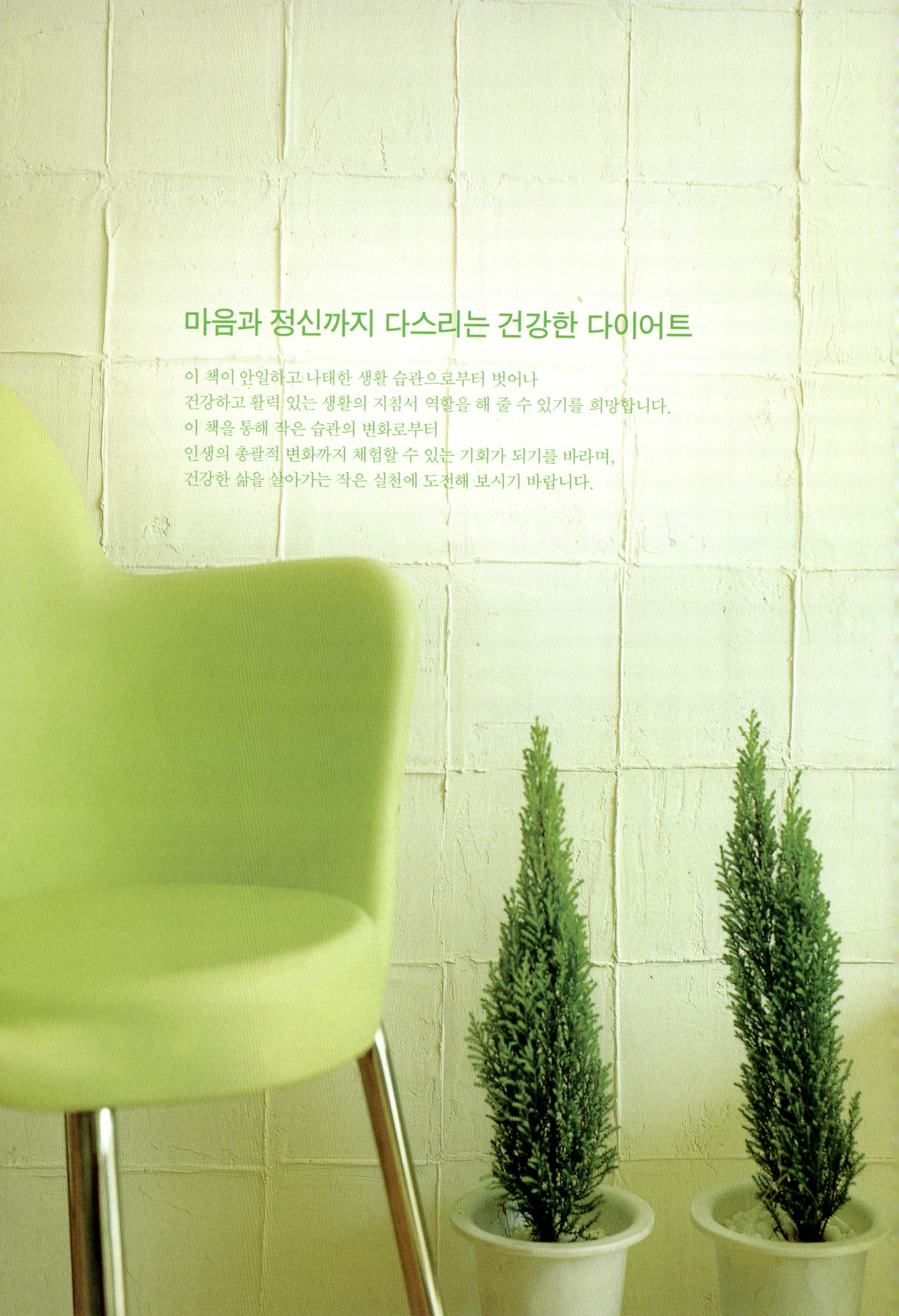

마음과 정신까지 다스리는 건강한 다이어트

이 책이 안일하고 나태한 생활 습관으로부터 벗어나
건강하고 활력 있는 생활의 지침서 역할을 해 줄 수 있기를 희망합니다.
이 책을 통해 작은 습관의 변화로부터
인생의 총괄적 변화까지 체험할 수 있는 기회가 되기를 바라며,
건강한 삶을 살아가는 작은 실천에 도전해 보시기 바랍니다.

  경남교육이 '노래하는 학교 운동하는 학교 책 읽는 학교'를 역점과제로 설정하여 추진하면서 건강한 학교문화를 만들어가고 있습니다. 날마다 성장하는 청소년들에게 노래와 책과 함께 운동은 건강증진은 물론 왕성한 에너지의 발산으로 사춘기의 혼돈을 극복하고 땀 흘리는 활동으로 함께 어울리는 삶의 지혜를 깨우쳐 주기 때문입니다.

  경제가 성장하면서 우리의 식생활이 윤택해지고 영양상태 또한 좋아졌습니다. 패스트푸드의 과잉섭취까지 만연하면서 이제는 비만을 걱정하고 건강에 적신호가 켜지는 위기에 이르게 되었습니다. 다행히 날이 갈수록 많은 사람들이 운동에 대해 관심을 갖고 실천하는 최근의 분위기는 건강에 대한 위기 극복에 청신호가 되고 있습니다.

  건강은 음식과 운동으로 만들어 가는 무엇과도 바꿀 수 없는 소중한 자산입니다. 현대사회는 신체적인 건강뿐만 아니라 정신적인 건강 또한 중요해지고 있어 행복한 삶을 위한 '건강'은 좋은 습관으로 생활 속에서 우리 스스로 만들어 나가야 하는 것이라고 봅니다.

  이 책은 생활 속의 작은 습관을 통해 건강한 몸을 만들어가는 저자 김희숙 강사의 열정과 도전의 시간을 담고 있습니다. 그러면서 혼자 두고 누리기에는 너무나 아까운 지혜를 공유하려는 나눔의 마음입니다.

  언제 어디서든 자리한 그 곳에서 움직일 수 있게 하는 이 책이 몸과 마음을 깨워 건강하고 활력 있는 생활의 지침서 역할을 해줄 수 있기를 희망합니다. 운동하는 가정, 나로부터 시작되는 작은 실천이 가정과 사회의 행복, 국가의 번영을 이루어 낼 것이라 생각됩니다. 좋은 습관을 나누어 가지려는 저자의 마음이 우리의 건강을 지켜내는 디딤돌이 되리라는 기대를 가져봅니다.

2013. 8
경상남도교육감 고영진

『어떻게 뺐어?』는 단순한 다이어트 책이라기보다,
다이어트를 넘어 더 넓은 지평에서 건강한 신체와 건전한 정신 전체에 이르는
방법을 소개하고 있는 책이기도 합니다.
그것이 어쩌면 진정한 다이어트의 정신이 아닐까 생각합니다.
단지 몸이 가늘고 얇아지는 것만이 아니라 건강하고
매력적인 삶을 살아가는 방법으로써의 다이어트 말입니다.

건강한 신체와 건전한 정신, 진정한 다이어트

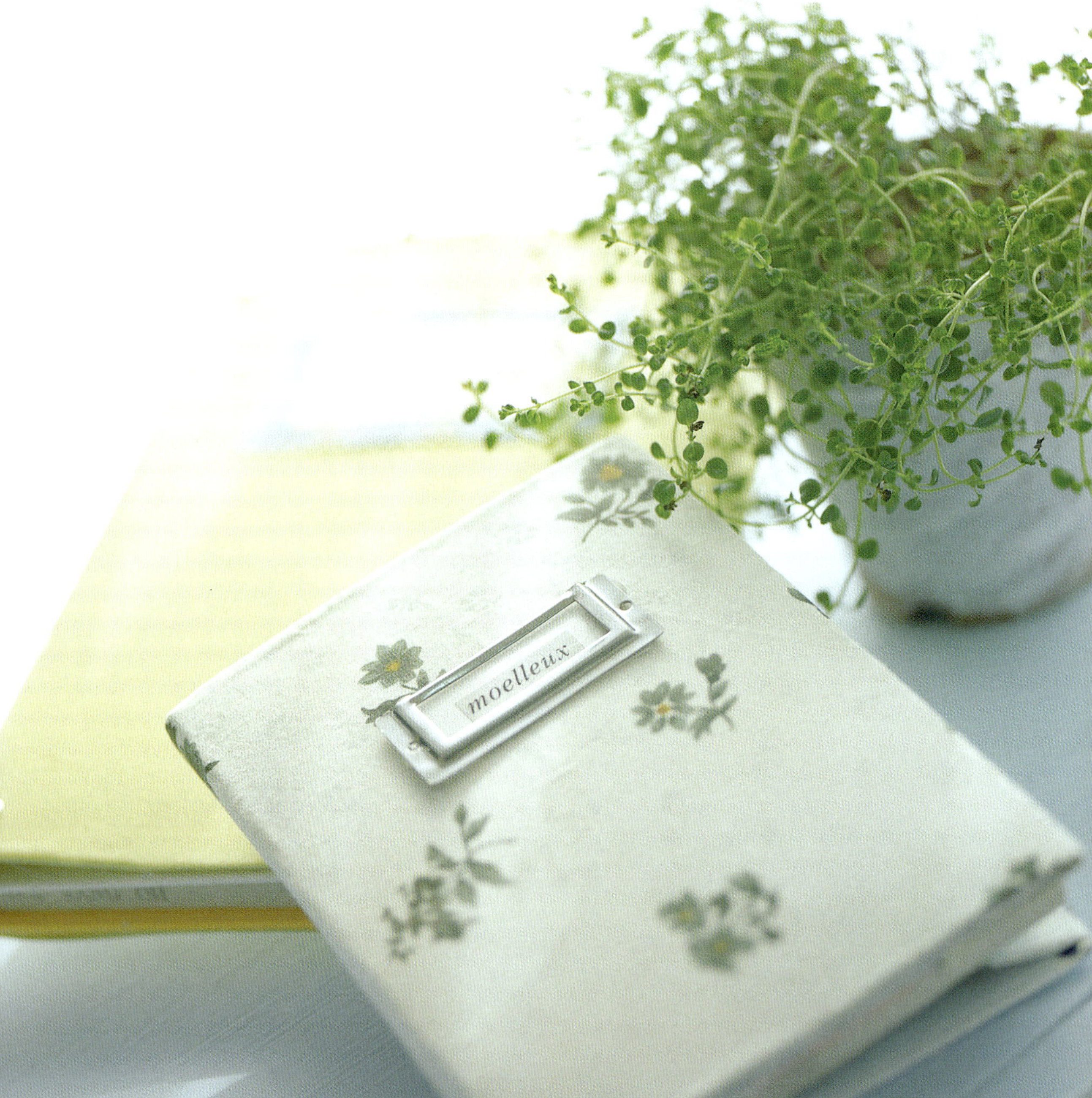

우리는 100세 시대에 살고 있습니다. 그 어느 때보다 건강의 중요성이 더욱 커지고 있습니다. 건강하고 활기찬 삶을 위해서는 무엇보다 운동이 필요합니다. 건강한 신체와 활기찬 생활을 유지하는 데 운동만큼 효과적인 수단도 흔치 않습니다. 누구나 건강하게 오래 살기를 원합니다. 그런데도 많은 사람들이 각종 질병과 나쁜 생활습관으로 인해 고통을 받고 있습니다. 우리들의 생활 패턴이 열심히 노력해 운동을 하지 않으면 건강을 지키기 어렵게 되어 있습니다.

이런 사정 속에서 이 책 『어떻게 뺐어?』는 하나의 희소식을 전합니다. 일상생활의 작은 습관들만 바꾸더라도 얼마든지 건강하게 살 수 있다고 말하고 있습니다. 이 책의 저자 김희숙 교수의 대국민 건강 프로젝트인 『어떻게 뺐어?』는 단지 외모 가꾸기를 위한 다이어트만이 아니라, 건강하게 살아가는 건강비법을 지극히 현실적이고 또 구체적으로 소개하고 있다고 봅니다.

『어떻게 뺐어?』는 단순한 다이어트 책이라기보다, 다이어트를 넘어 더 넓은 지평에서 건강한 신체와 건전한 정신 전체에 이르는 방법을 소개하고 있는 책이기도 합니다. 그것이 어쩌면 진정한 다이어트의 정신이 아닐까 생각합니다. 단지 몸이 가늘고 얇아지는 것만이 아니라 건강하고 매력적인 삶을 살아가는 방법으로써의 다이어트 말입니다. 다이어트 비법을 포함해 몸에 좋은 음식, 유산소 · 무산소운동의 적절한 활용 등 일상생활의 좋은 습관 만들기를 권하는 이 책은 오래도록 체육인으로 살아온 제게도 마음에 와 닿는 부분이 많았습니다.

일상 속에서 평범하고 작은 것에서부터 건강을 찾아가는 것이 저자 김희숙 교수의 건강철학이 아닌가 합니다. 그리고 저자 자신이 그렇게 살아가고 있다는 것을 김 교수를 만나 보신 분들은 모두 알고 있을 것입니다.

운동이야말로 부작용 없는 최고의 성형이라 했습니다. 작은 습관 하나가 자기 자신의 인생을 바꾸고 변화시킵니다. 부디 이 책을 통해 대한민국의 국민 한 사람 한 사람이 모두 건강하고 행복한 삶을 꾸려 갈 수 있었으면 하는 바람입니다.

2013. 8

체육인 · 스포츠해설가 **황영조**

A GOOD HABIT

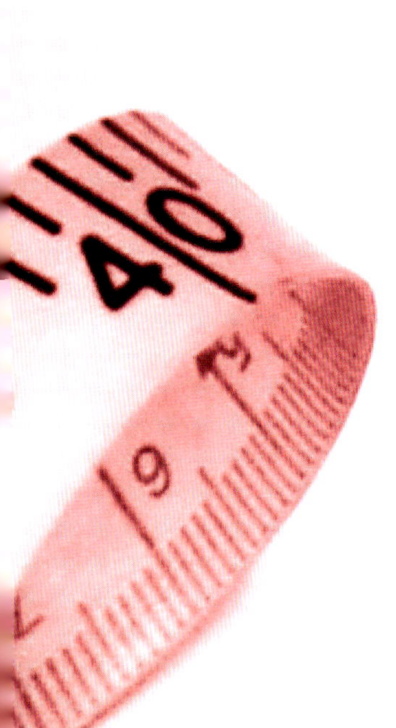
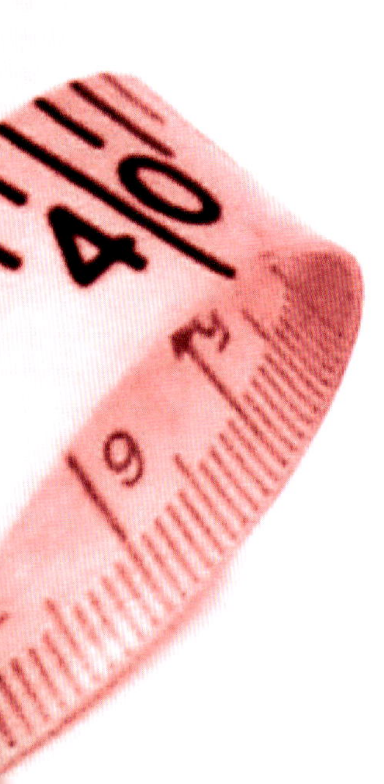

GYM BALL

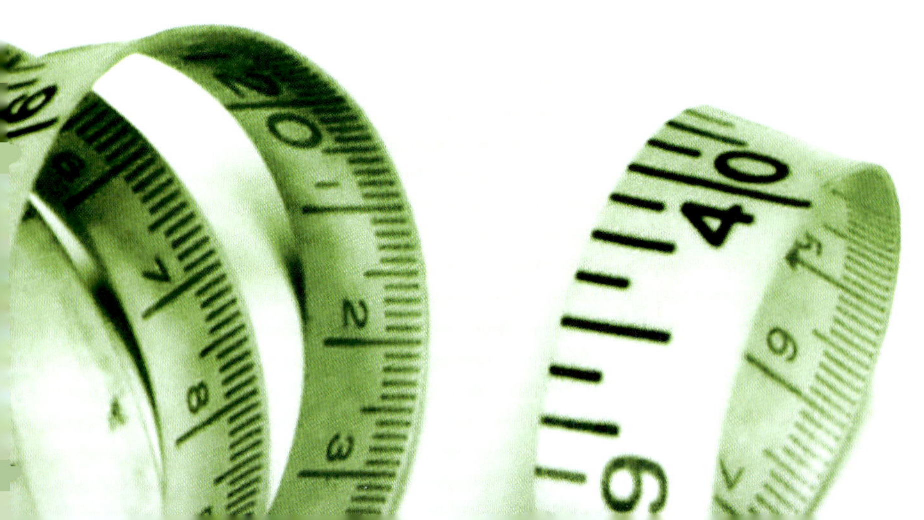

DUMBBELL

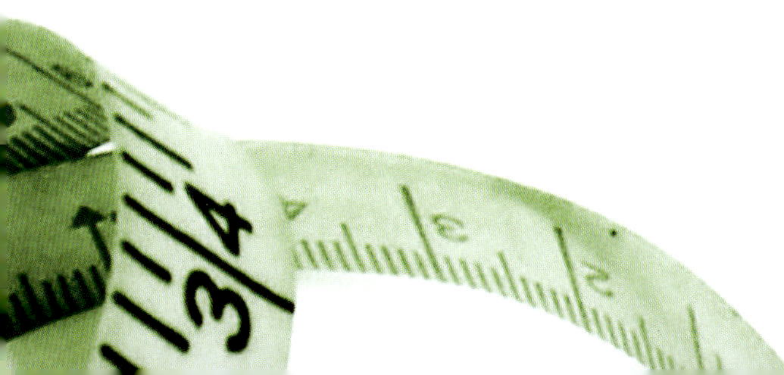

기본에 충실하려고 노력했다. 한순간에 끝이 아니고 평생 동안 건강한 삶을 살기 위해 평소의 식습관에서 멀리해야 할 것과 가까이해야 할 것을 알아야 할 것이고 운동 역시 생활 속에 짬짬히 습관을 가지는 것이 아주 중요하다고 생각한다.

늘 생각을 하고 반복적인 행동을 통해 습관을 가진다면 많은 효과를 볼 수 있을 것이다. 무리한 욕심을 버리고 나를 사랑하는 시간이라 생각하고 짬짬 운동을 하기 바란다. 좋은 결과를 가져올 것이다.

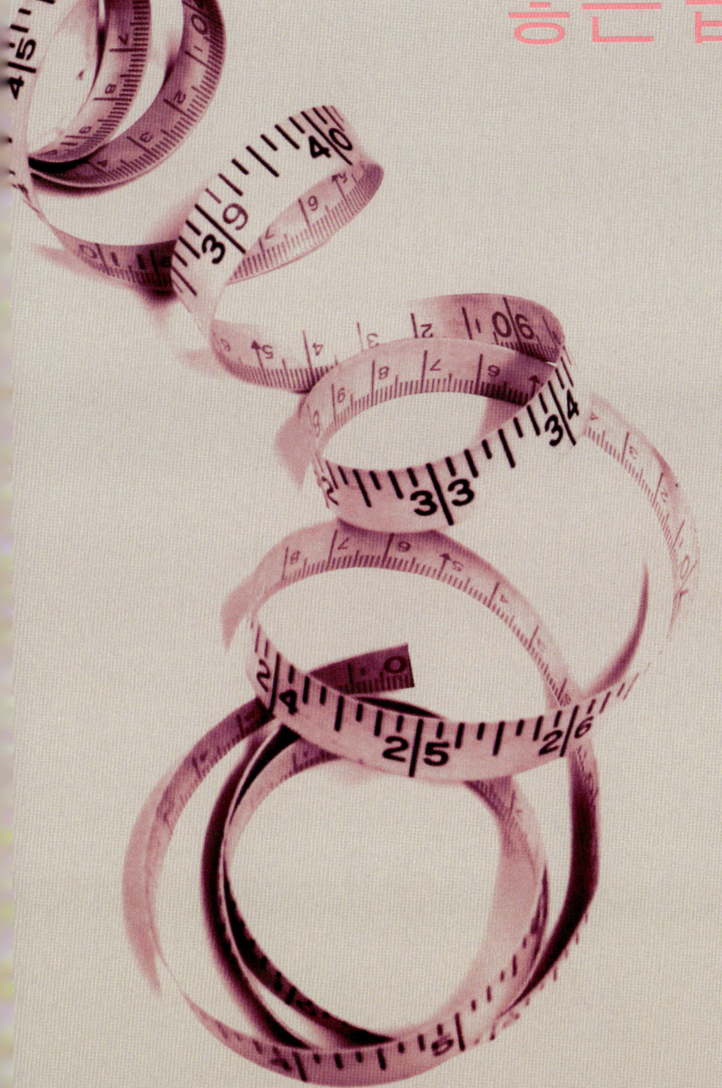

STEP 1

좋은 습관 만들기

운동을 열심히 하더라도 헛수고로 돌아갈 수 있다

— 음식 70%, 운동 30% 식습관의 중요성

요즈음 사회적 이슈가 되고 있는 비만세 도입 움직임을 보면 알 수 있다. 비만세란 고열량, 저영양 식품에 비만세를 부가하여 소비를 줄이는 방법이다. 비만세를 도입하여 물가상승으로 실패한 나라도 있지만 성공적으로 진행하고 있는 프랑스, 캐나다, 미국 등이 있다.

이러한 사례를 볼 때 음식이 얼마나 중요한지를 알 수 있다. 운동을 하더라도 식습관을 고치지 않으면 비만 예방에 효과가 적을 것이다. 운동을 통해 요요현상을 방지하고 건강한 바디라인, 섹시한 바디라인을 가지는데 몸의 지방을 빼는 데는 일상의 음식들이 중요한 열쇠를 가지고 있다.

잘못된 다이어트 몸의 기능을 떨어뜨린다

허기가 지면 실패한다. 허기가 지면 음식을 꼭꼭 씹지 않고 빠른 시간에 식사를 하기 때문에 포만감이 전달되기도 전에 폭식의 가능성이 있다.

적게 먹더라도 저열량 고단백으로 포만감이 지속되는 영양에 대한 상식에 관심을 가져 일상에 적용하고 무조건 굶거나 원푸드 다이어트로 몸의 기능이 저하되고, 몸의 기능이 떨어지게 되는 심각한 부작용을 가져올 수 있다.

무조건 다이어트를 하는 것이 아니라 건강한 몸, 건강한 정신을 가지기 위해서 영양에 관심을 기울여야 될 것이다.

내가 제일 싫어하는 운동이 내 몸에 변화를 가져온다

학교 다닐 때를 생각해 보자. 전체 등수를 올릴 때 잘하는 과목보다 못하는 과목의 성적을 올려야 등수가 눈에 띄게 올라가는 것을 알 수 있다. 하지만 부족한 과목의 성적을 올리기는 쉽지 않았듯, 시간을 점차 늘려 그 운동의 흥미를 가지며 노력과 자신과의 싸움이 필요한 대목이다.

난 개인적으로 근력운동을 좋아하고 유산소(걷기, 달리기)운동을 싫어한다. 그러나 유산소운동을 통해 많은 몸의 변화를 느낄 수 있었다. 여러분들도 자기가 싫어하는 운동이 무엇인지 생각해 보고 그 시간을 점차적으로 늘리기 바란다. 몸의 변화를 가져오는데 도움을 준다. 이것이야말로 자신과의 싸움인 것이다. 효과는 정말 눈에 띄게 좋다.

몸에 익숙해져 있는 운동은 우리 몸에 적응이 되어 몸을 변화시키기 힘들다. 당신은 어떤 운동이 하기 싫은가?

남성과 젊은이는 유산소에 비중을 두고 노인과 여성은 근력에 비중을 둬라

인간은 직립보행을 한다.

우리 뼈를 근육이 잡아 주지 않는다면 자세가 흐트러지고 허리가 굽어지고 다리에 힘이 없어진다든지 한다.

근육운동을 하는 사람들은 뒷모습을 보고 나이를 알 수 없을 정도로 젊어 보이는 것을 알 수 있다.

30세 이후 근육은 매년 1%씩 줄어든다.

40세 이후에 근육운동을 하지 않으면 노화로 인해 뼈 관절을 잡아주는 근육이 줄어들어 기초대사량이 줄어들고 골다공증에 노출된다. 40세 이후의 근력운동은 남녀노소 다 좋지만 특히 여성에게는 필수다. 왜냐하면 남성보다 여성의 근육량이 10~15%가 적기 때문이다. 근력운동 중에 뼈를 잡아당길 때 뼈를 자극하여 밀도를 증가시켜 골다공증을 예방하는데 효과가 있다.

근육은 기초대사량에 큰 영향을 미친다. 그러므로 기초대사량이 부족한 여성에게 최고의 운동이다.

그런데 헬스클럽에서 흔히 볼수 있는 광경은 노인과 여성은 러닝

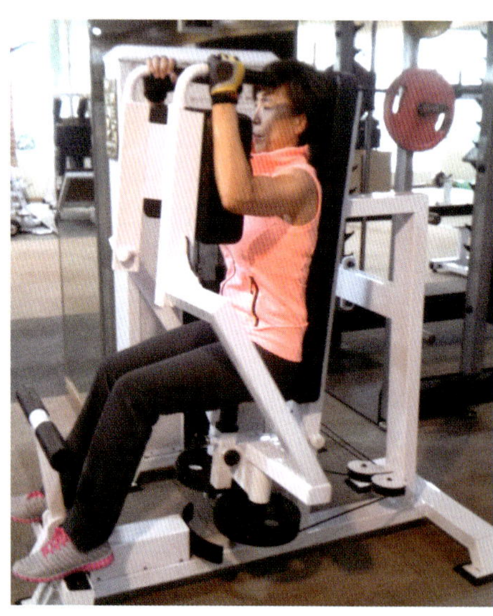
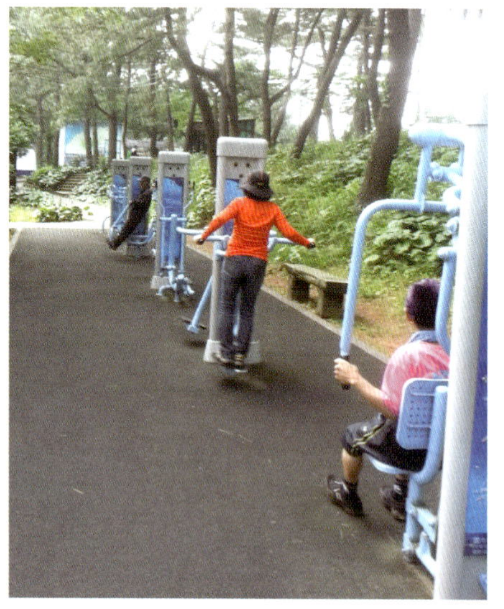

머신이나 자전거 타기 등 유산소운동을 하고 있고, 젊은 남성은 덤벨이나 역도를 들고 있다. 반대로 하고 있는 것이다.

여성과 노인은 근력운동이 힘들고 지겨워서 꺼려하는 경우가 많다. 처음부터 피곤할 정도로 무거운 것을 들지 않아도 된다. 서서히 늘려 즐거움을 잃지 않게 하는 것이 무엇보다 중요하다.

그렇다고 유산소운동을 하지 말라는 것은 아니다. 어디에 비중을 둘 것인가를 이야기하는 것이다.

근육이 발달되면 기초대사량이 높아져 체지방을 더욱더 연소할 수 있으므로 오래된 뱃살을 빼려면 근육운동을 하지 않으면 실패할 가능성이 있다.

운동도 골병이 들 수 있다, 노동도 운동이 될 수 있다

노동과 운동에는 근육을 사용한다. 근육을 사용하면 젖산이라는 피로물질이 쌓인다. 피로물질을 없애기 위해서는 스트레칭과 휴식이 중요하다.

노동 후 스트레칭으로 근육 뭉침을 푼다면 운동이 될 수 있지만 운동 후 근육 뭉침을 스트레칭으로 마무리하지 않으면 운동 후에도 골병이 들 수 있다. 특히 겨울철에는 근육의 스트레칭에 더욱더 신경을 써야 한다. 예를 들어 가사노동 후, 평소에 하지 않는 근육을 사용했을 경우 스트레칭이 필요하다.

물은 우리 몸의 6대 영양소다, 빠져나간만큼 채워야 한다. 몸이 지칠 때 물을 마셔라

우리 몸의 60~70%가 수분으로 되어 있다. 하루에 2~3리터를 권장하고 있다. 우리나라는 OECD 국가 중에 물 섭취량이 적은 나라로 알려져 있다. 우리 몸도 나무와 같다. 물이 부족하면 잎이 시들해지듯 우리 몸의 세포도 시들해진다.

근육의 4분의 3이 물로 이루어져 있으며 특히 연골(물렁뼈)은 80%가 수분으로 되어 있다. 우리 몸을 순환시켜 노폐물을 제거하고 우리를 지치지 않게 한다.

요즘은 남녀 모두 피부에 관심이 많다. 물은 피부에 영향을 많이 끼친다. 아무리 좋은 화장품 마사지 관리를 받더라도 우리 몸에 수분이 충분하도록 하는 것이 더욱더 중요하다. 충분한 수분은 피부를 윤택하게 하여 아름다움을 유지하는데 역할을 한다.

물은 지방분해 역할을 한다

날씬한 사람은 손에 물을 들고 다니고 뚱뚱한 사람은 손에 음료
수를 들고 다닌다.

물은 우리 몸의 신진대사를 촉진시켜 기초대사량을 높인다.

특히 복부 비만에 도움을 많이 준다.

복부비만은 기초대사량의 부족으로 많이 나타난다. 나이가 들수
록 배가 나온 것이 아니라 기초대사량이 떨어졌다고 볼 수 있다.

물을 즐겨라!

근육을 만드는데 물은 아주 중요하다. 물을 적게 마시면 몸짱이 되기 힘들다

물만 마셔도 살이 찐다고 생각하는 사람이 있다.

기초대사량에 근육이 많은 부분을 차지하는데 물이 부족하다면
세포를 생성하고 근육을 만드는데 방해가 될 것이다. 근육세포에
서 물이 차지하는 비율은 무려 70~80% 차지한다.

커피, 녹차 카페인이 들어 있는 것들을 물로 오해하지 마라.

카페인이 들어 있는 음료는 물을 더 필요로 한다.

찜질방이나 사우나에서 커피나 녹차를 많이 마시는 것을 볼 수
있다. 앞으로 물을 마셔라.

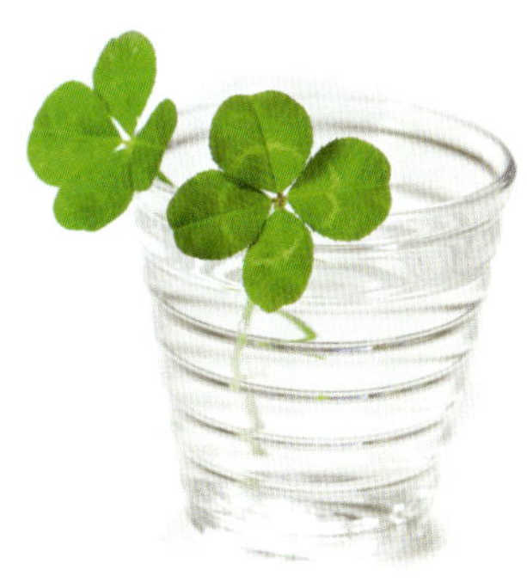

운동 시에 물을 얼마나 마셔야 될까요?

한 시간 운동 시 500m리터 이상 조금씩 나누어 마시는 게 좋다. 운동 후에 지치지 않고 또 활성산소를 억제하는 데도 도움을 준다.

운동 시에 꼭 물병을 들고 집을 나가라. 다이어트에 성공하기 위해 손에 물병이 떨어져서는 안 된다. 물은 칼로리 없는 가장 좋은 영양소다.

특히 물을 많이 마셔야 하는 사람들

- 운동 시 얼굴살이 많이 빠지는 사람들
- 짜게 먹는 사람들
- 육류를 많이 먹는 사람들
- 술, 담배를 하는 사람들
- 피곤함을 많이 느끼는 사람들

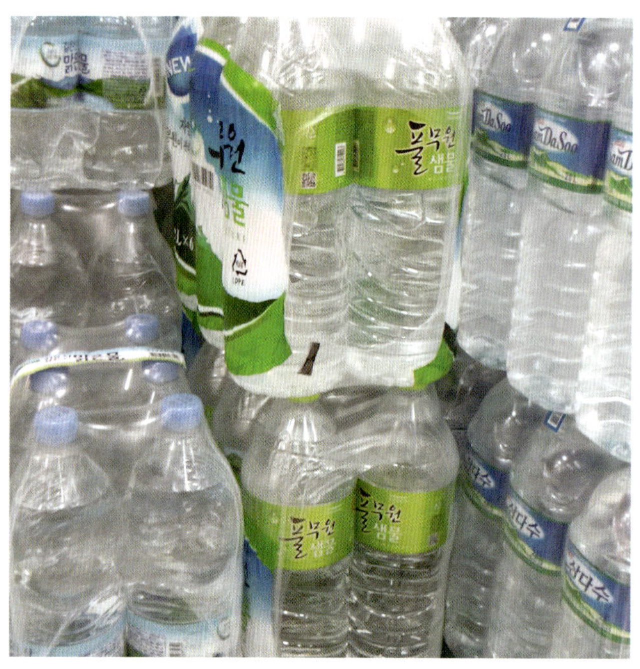

탄수화물이 비만의 원인은 아니다. 잘 섭취하면 성공의 열쇠가 숨어 있다

흔히 탄수화물을 섭취하면 살이 찐다고 일반인들이 알고 있다. 탄수화물은 뇌의 세포 구성과 강도 높은 신체 활동의 에너지를 만드는 아주 중요한 기능을 한다. 그러므로 탄수화물의 섭취를 적게 하거나 배제하면 단기 다이어트에는 효과가 있지만 영양의 불균형으로 요요현상이 올 수 있기 때문에 과잉 섭취만 하지 않으면 된다. 만약 과잉 섭취를 하게 되면 혈압을 높이고 체내에 중성지방을 쌓이게 한다.

국가 권장 기본 섭취 비율은 식사량에 60%를 차지한다.

어떻게 먹어야 할까?

탄수화물 종류로는 단순 탄수화물과 복합 탄수화물이 있다.

단순 탄수화물은 강도 높은 운동을 할 때 즉시 사용하는 에너지를 내기 때문에 몸에 기력이 없을 때 먹어 주는 것도 빠른 효과를 볼 수 있지만 소화가 빠르고 포만감이 오래가지 않는다.

단순 탄수화물의 종류 : 쌀밥, 면종류, 꿀물, 설탕, 팝콘, 당도 높은 과일 등…….

복합 탄수화물은 단순 탄수화물에 비해 포만감이 오래가고 식이섬유질이 풍부하여 다이어트에 도움을 준다고 볼 수 있다. 다이어트 식단을 할 때는 복합 탄수화물이 유리하다고 볼 수 있다.

복합 탄수화물의 종류 : 고구마, 감자, 바나나, 현미밥, 보리, 콩, 잡곡밥, 현미 씨리얼, 단호박 등…….

셀러드, 간식에 복합 탄수화물을 이용하면 좋다.

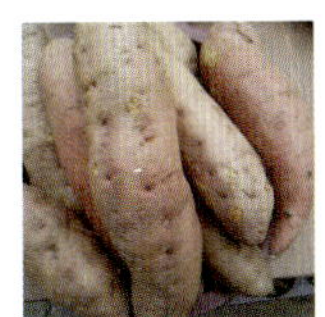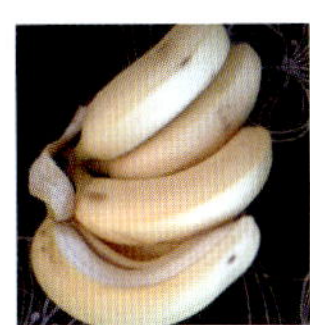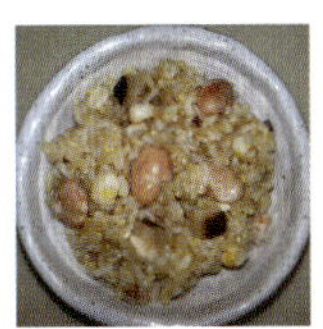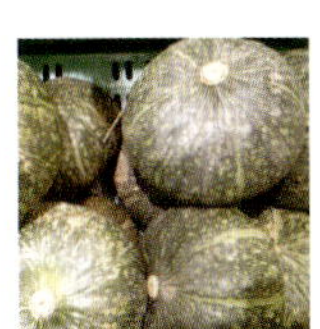

지방은 독이 될 수도 있고 약이 될 수도 있다

지방의 기름진 부분이 우리의 입을 즐겁게 한다. 그렇다면 지방을 어떻게 섭취해야 다이어트에 성공할 수 있을까.

나쁜 지방에 길들어 있는 입맛을 고치기는 쉽지 않다. 하지만 나쁜 지방은 우리의 혈관을 지저분하게 하여 다이어트에는 독이다. 반대로 좋은 지방은 혈관을 튼튼하게 하고 하루의 에너지원이다.

좋은 지방을 섭취하지 않으면 에너지 고갈로 다이어트에 실패 원인이 된다는 것을 명심해야 한다.

나쁜 지방(LDL) - 식물성기름을 화학작용으로 생기는 지방이다(트랜스 지방). 육류에 함유되어 있는 기름들(포하지방).

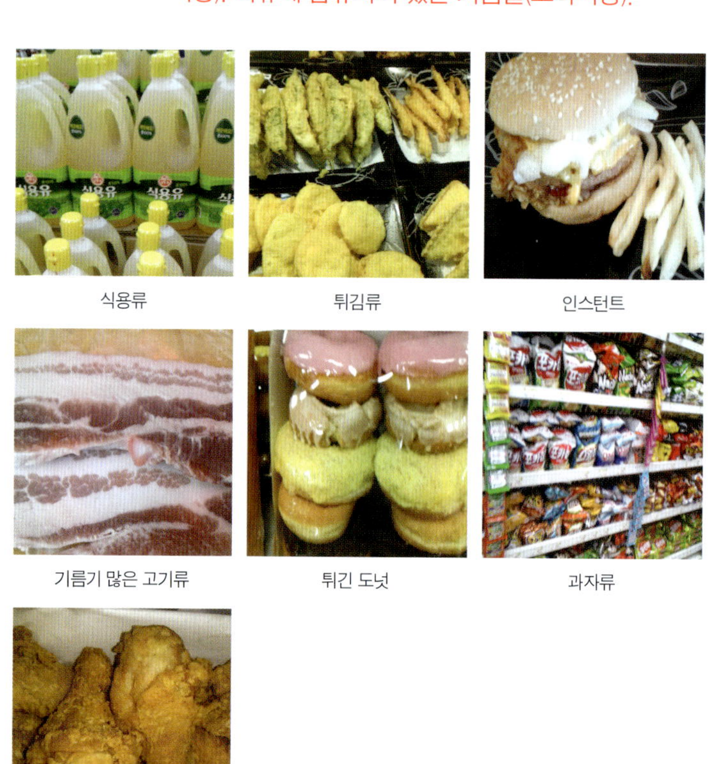

식용류

튀김류

인스턴트

기름기 많은 고기류

튀긴 도넛

과자류

튀긴 음식

좋은 지방(HDL) - 등푸른 생선, 견과류에 함류되어 있는 기름들.

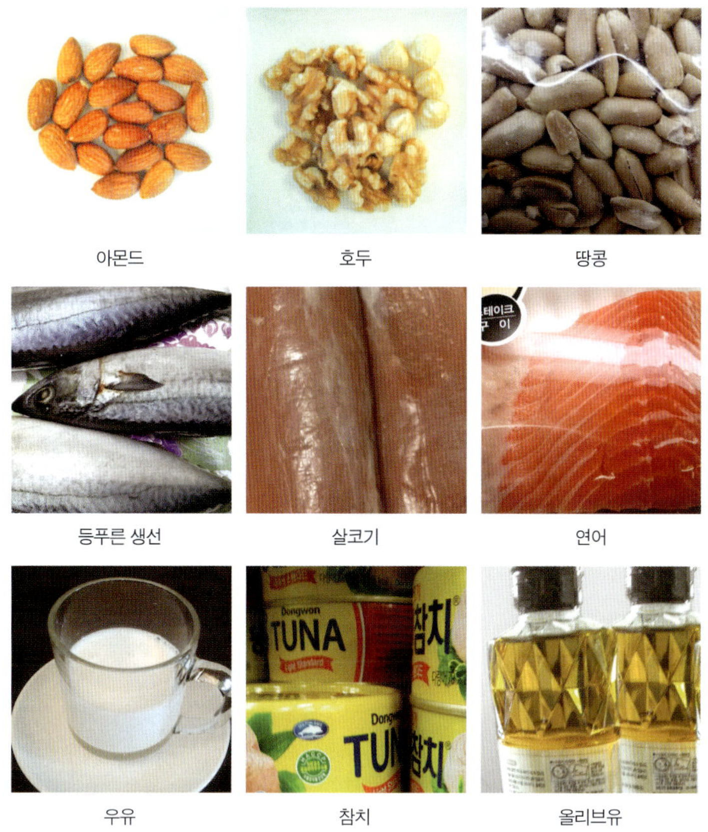

염분(나트륨)의 섭취가 왜 다이어트를 방해하는가?

세포의 삼투압 현상은 우리 몸이 물병처럼 되는 것을 막기 위해서다. 몸의 수분이 순환되지 않고 정체되어 있다고 생각하면 몸의 노폐물이 몸 밖으로 빠져나가지 않고 있다고 생각하면 된다. 고여 있는 물은 다이어트에 상당한 영향을 준다.

세계보건기구(WHO)의 하루 염분(나트륨) 권장량은 5g(커피 스푼 한 스푼)이다. 우리나라는 젓갈류, 찌개, 장아찌 등 염분이 많이 들어 있는 이런 음식들이 많이 발달되어 있다.

일상생활에서 염분을 줄이게 되면 성인병 예방과 건강한 몸을 갖게 되는데, 이렇듯 습관이 아주 중요하다고 볼 수 있다.

반대로 생각해 보자. 염분을 줄이면 우리 몸의 수분이 배출된다. 이때 물, 야채 섭취를 많이 해야 세포가 시들지 않고 노폐물을 배출하여 다이어트에 성공할 것이다.

우리 식탁의 독(염분이 많이 들어 있는 음식들)

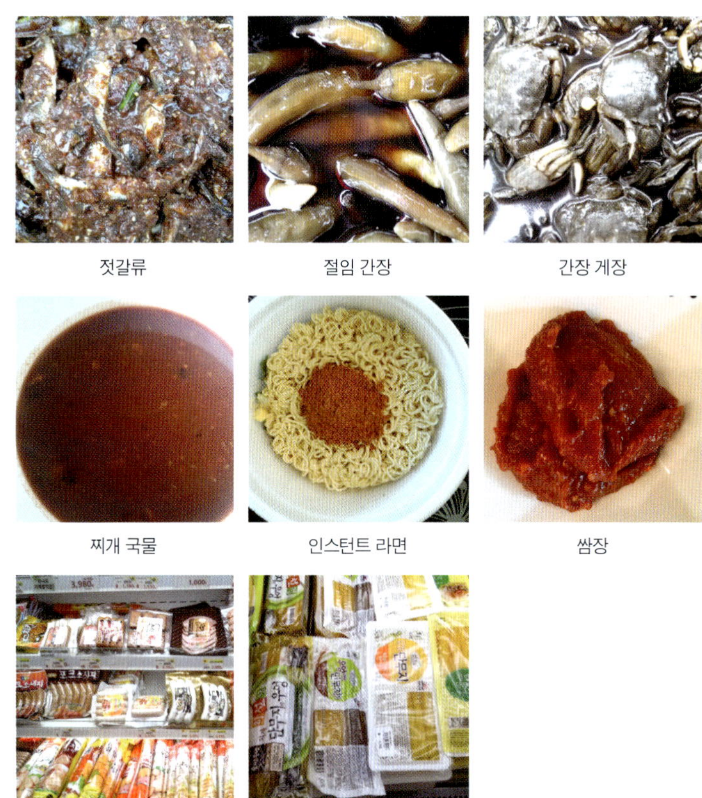

젓갈류	절임 간장	간장 게장
찌개 국물	인스턴트 라면	쌈장
가공식품	가공 장아찌	

다이어트에 동반되는 변비를 해결하는 방법

식사량을 극단적으로 줄이게 되면 변비가 오기 쉽다. 섬유질 섭취를 줄이거나 원푸드 다이어트에 많이 나타난다.

그러므로 갑자기 식사량을 줄이는 것보다 서서히 줄여 나가면서 충분한 수분 섭취와 운동량을 늘리는 게 중요하다.

변비 해결에 좋은 음식들

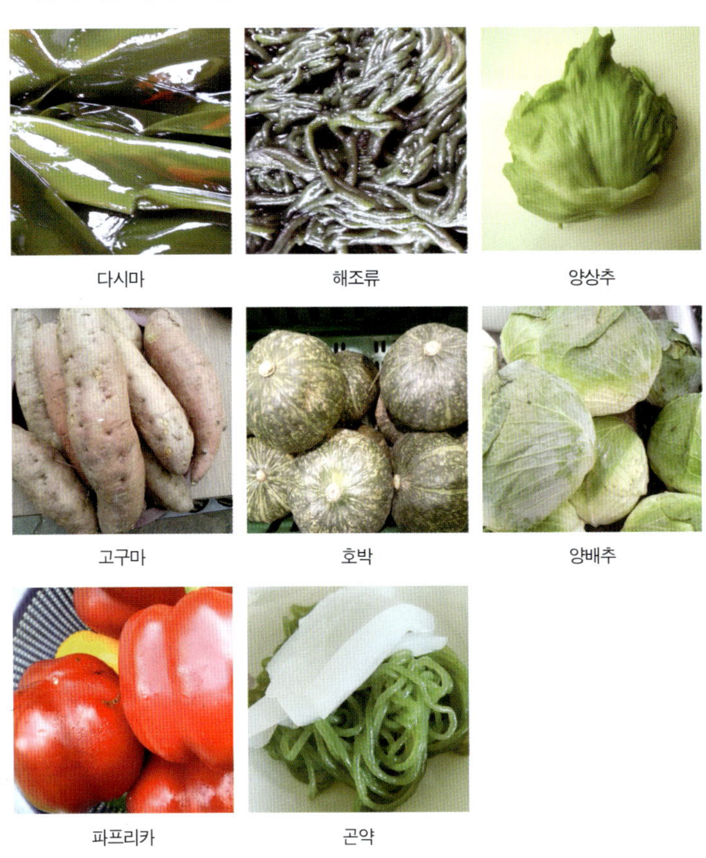

단백질은 근육을 만드는 재료다

근육량을 늘리기 위해서는 운동 시 평소보다 10~20% 단백질량을 더 늘려야 한다. 근육은 기초대사량을 가지는데 아주 중요하기 때문이다.

다이어트에 성공하기 위해서는 지방 섭취를 줄이고 근육을 만드는 단백질 음식의 양을 늘려 수분과 함께 섭취해야 한다. 근육을 만드는 음식을 섭취하지 않고 운동과 다이어트를 한다면 노화를 가져올 수 있다. 단백질은 다이어트, 탈모 방지, 근육의 세포를 키우는 데 큰 역할을 한다.

단백질 음식들

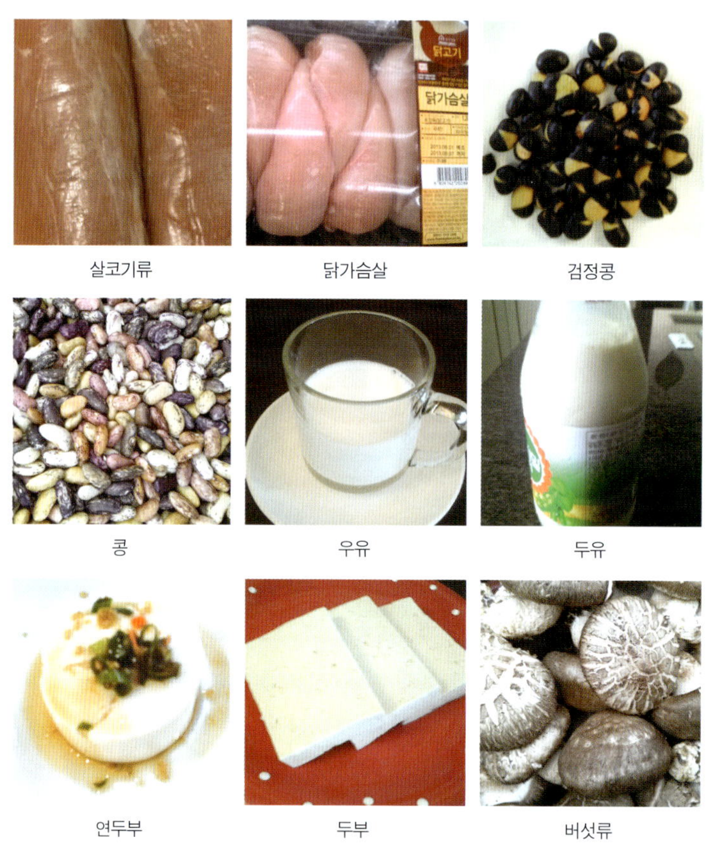

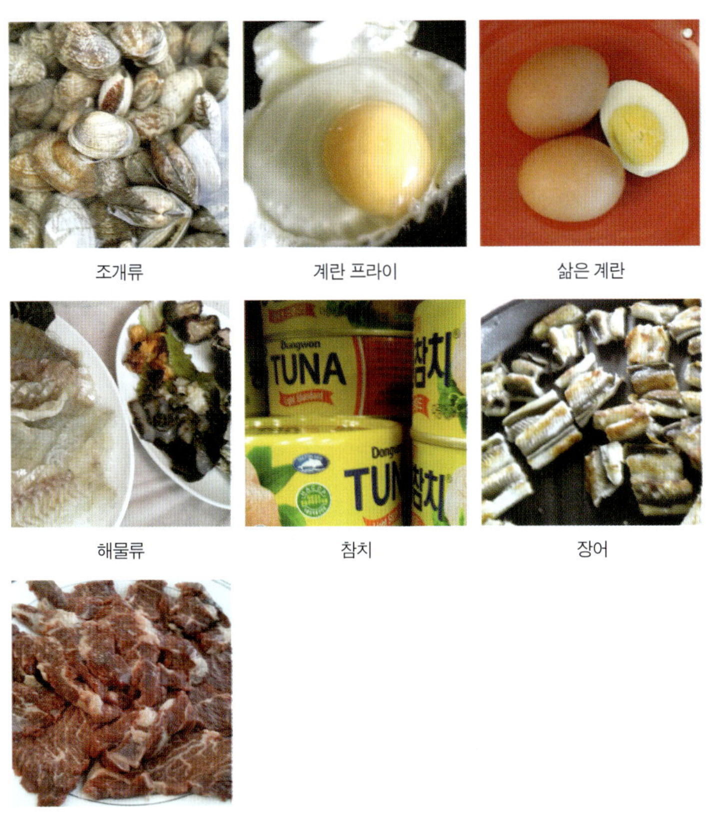

조개류 계란 프라이 삶은 계란

해물류 참치 장어

소고기

배고픔을 참고 잠을 자려고 노력하지 마라

    다이어트를 시작하면 첫 번째 목표가 저녁 6시 이후에 먹지 않겠다는 목표를 잡는다. 하지만 쉬운 것 같지만 어려운 일이다. 비만의 많은 사람들이 야식에 길들여져 있기 때문이다.

    허기가 져서 숙면에 들어가지 않는다면 우리 몸을 더 피곤하고 지치게 만들어 다이어트의 실패 원인이 되기도 한다. 잠잘 때와 휴식할 때가 기초대사량의 큰 부분을 차지하는 근육을 만드는 시간이므로 숙면은 아주 중요하다.

    그렇다면 허기가 져서 잠이 안 올 때에 뭘 먹는 것이 좋을까?

    탄수화물보다 당 성분이 없으며, 피로물질을 풀어 주고 수분을 가지고 있는 황산화식품이 좋다.

황산화식품

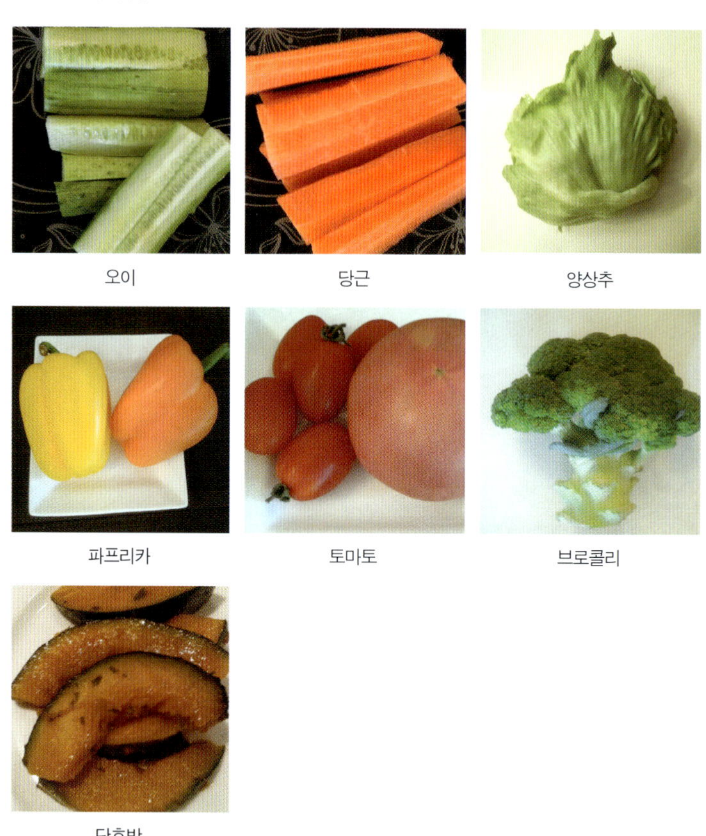

몸무게는 한 달에 한 번씩 체크

누구나 다이어트를 시작하면 체중계부터 준비하고 아침저녁으로 체크하는 것을 볼 수 있다. 하지만 그렇게 되면 실패하기 쉽다.

지방보다 근육의 무게가 부피의 2배 가까이 된다. 그러므로 처음 운동 시 몸무게가 늘어나는 것을 알 수 있다.

똑바로 하고 있는 증거다. 몸무게에 신경 쓰기보다는 주변의 반응이라든지 작아서 입지 않았던 옷이라든지 이런 쪽에 맞추어서 기쁨을 느끼며 즐거움을 찾고 가까운 보건소나 병원, 운동센터에서 근육량을 체크하면서 근육량의 비중을 둔다.

몸무게는 한 달에 한 번씩만 체크하고 체지방을 줄이는 데 신경 쓴다. 몸무게에 신경을 꺼라.

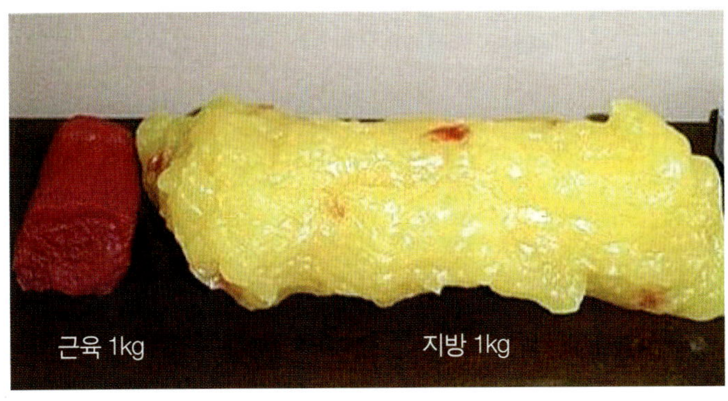

식사량을 조절시 허기지는 것을 방지하고 일상의 생활을 에너지 있게 하기 위해 단백질, 탄수화물, 지방, 비타민을 함유한 간식을 섭취하는 것이 다이어트에 효과적이다.

허기가 지면 폭식할 가능성이 있기 때문에 영양분을 함유한 간식을 섭취했을 때 다이어트에 성공할 수 있다.

단백질 음식들

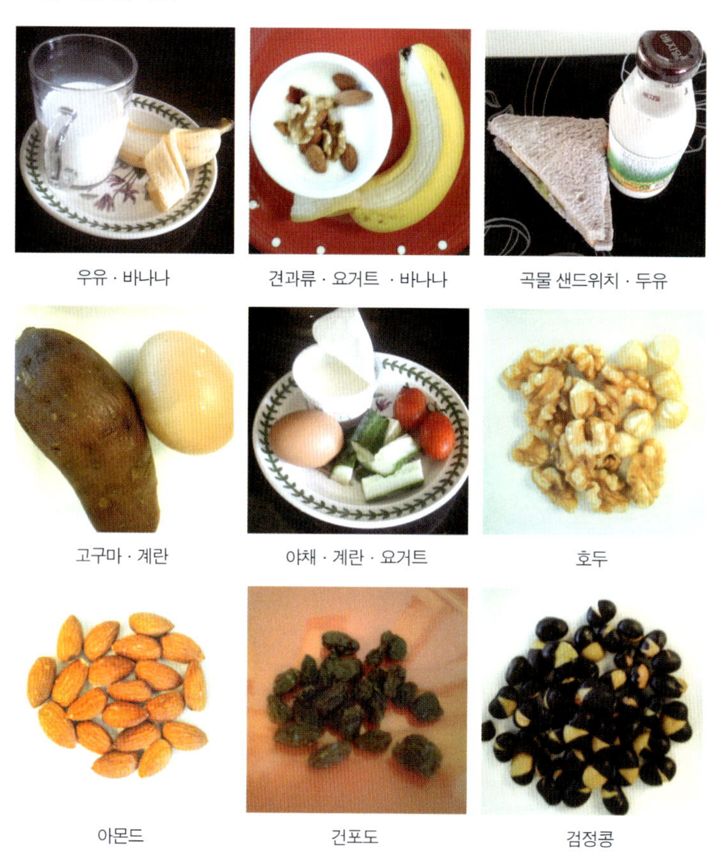

우유 · 바나나	견과류 · 요거트 · 바나나	곡물 샌드위치 · 두유
고구마 · 계란	야채 · 계란 · 요거트	호두
아몬드	건포도	검정콩

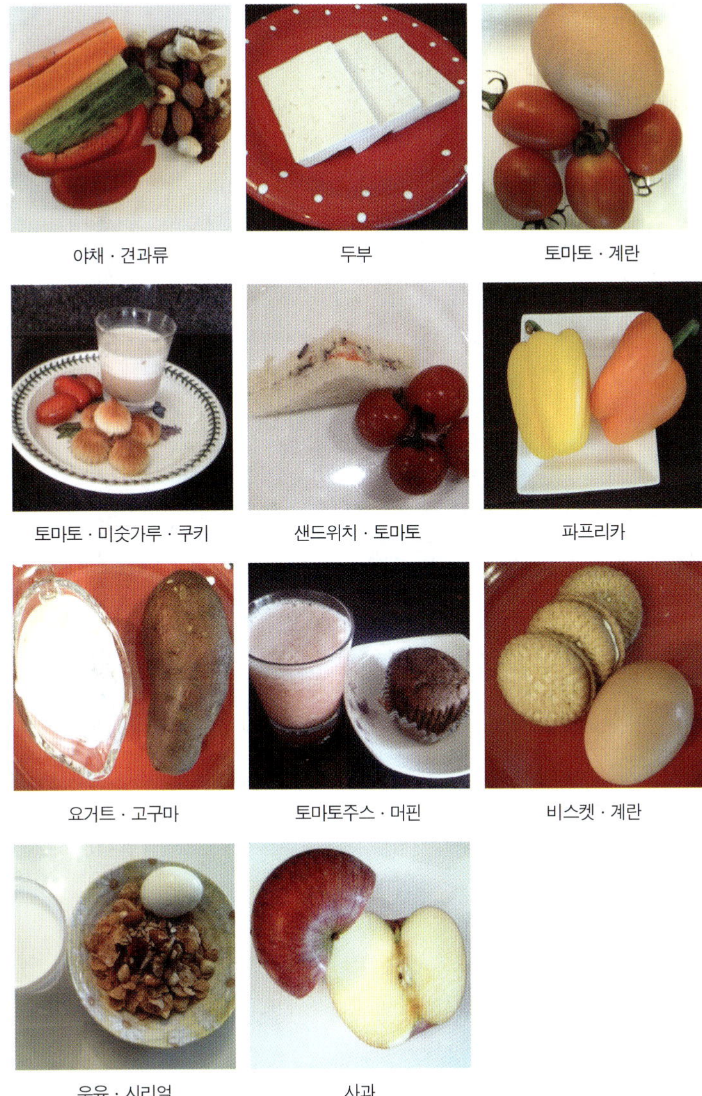

야채 · 견과류

두부

토마토 · 계란

토마토 · 미숫가루 · 쿠키

샌드위치 · 토마토

파프리카

요거트 · 고구마

토마토주스 · 머핀

비스켓 · 계란

우유 · 시리얼

사과

식사 후 바로 먹는 과일은 살찐다

식사 후 바로 디저트로 과일을 먹는데 다이어트에는 도움되지 않는다. 과일에는 당이 높기 때문에 열량을 추가하게 되어 간식으로 먹는 것이 좋다. 다이어트 시에는 모든 음식이 포만감이 올 정도로 먹으면 안 된다. 조금씩 먹는 것이 다이어트에 도움이 된다.

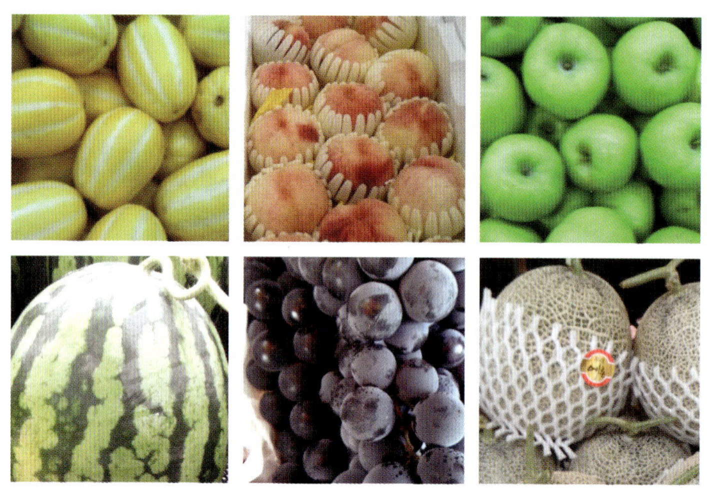

장기적인 다이어트는 기력을 떨어뜨린다

이 책에서는 보디빌딩 대회나 연예인 몸을 만들자는 것은 아니다. 복부 비만을 없애고 일상에서의 습관들을 어떻게 가질 것인가를 말한다.

무리한 음식 조절과 과도한 운동이 겹쳐 기운이 없을 때 과감하게 하루는 먹고 싶은 것을 먹어라. 그래야 에너지를 회복하고 다이어트를 반복할 수 있다.

- 척추를 곧게 펴고 걷는다.

- 다리를 꼬지 않고 무릎을 모으고 앉는다.

- 시선을 바닥을 보지 않고 멀리 보고 걷는다.

- 쇼파나 바닥에 누워 있지 않는다.

- 아랫배를 등쪽으로 당겨 호흡을 한다.

- 너무 편안한 신발을 신지 않는다.
  (3cm 정도 신어 준다. 척추 기립근 긴장)

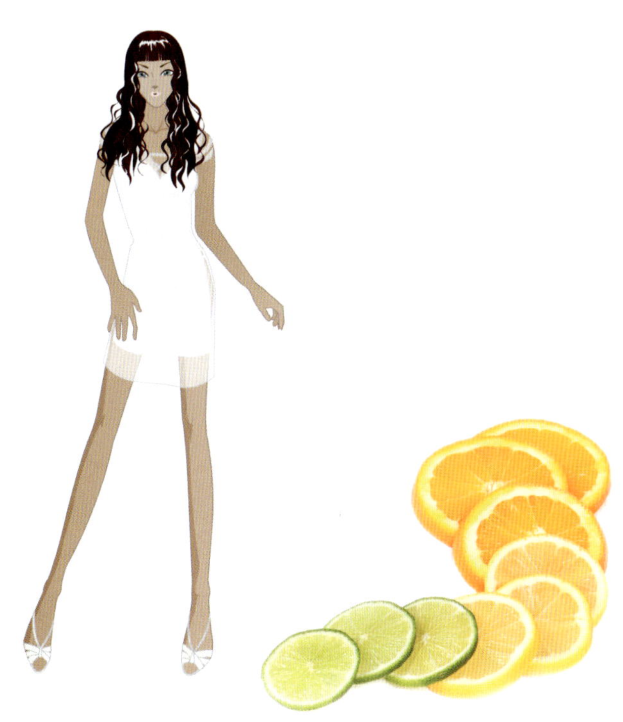

매일 먹는 음식에 답이 있다. 건강한 일상의 식습관을 바꾸자!

─(염분, 당성분, 나쁜 지방) 일상에서 줄이기

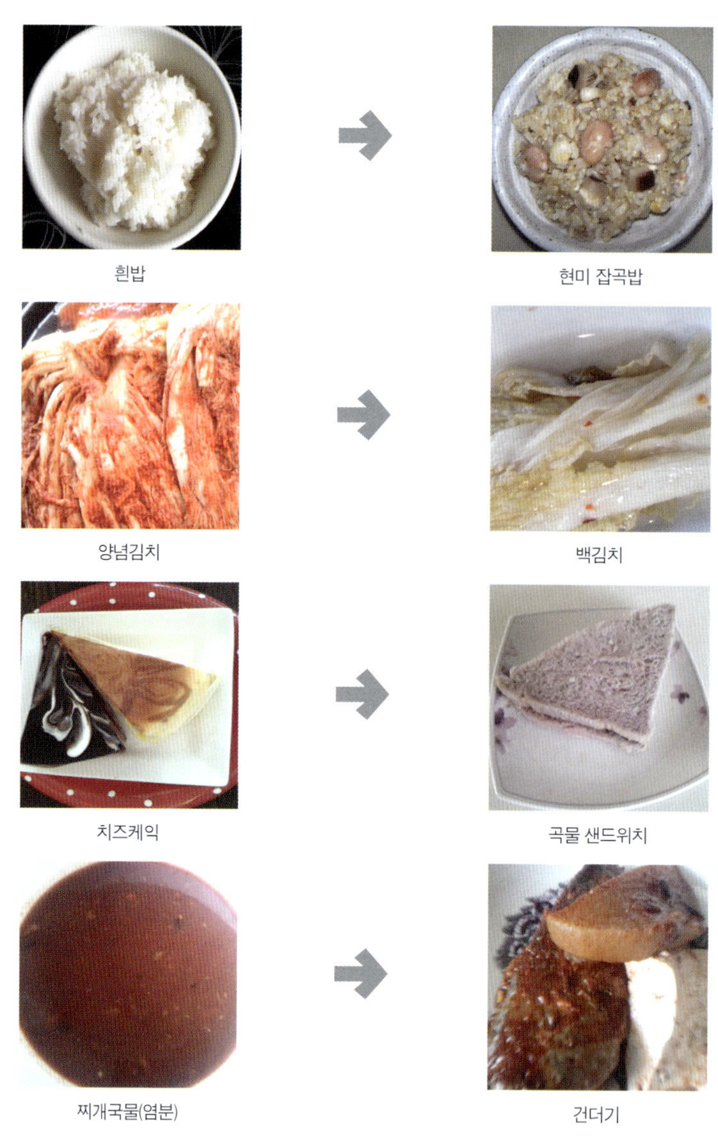

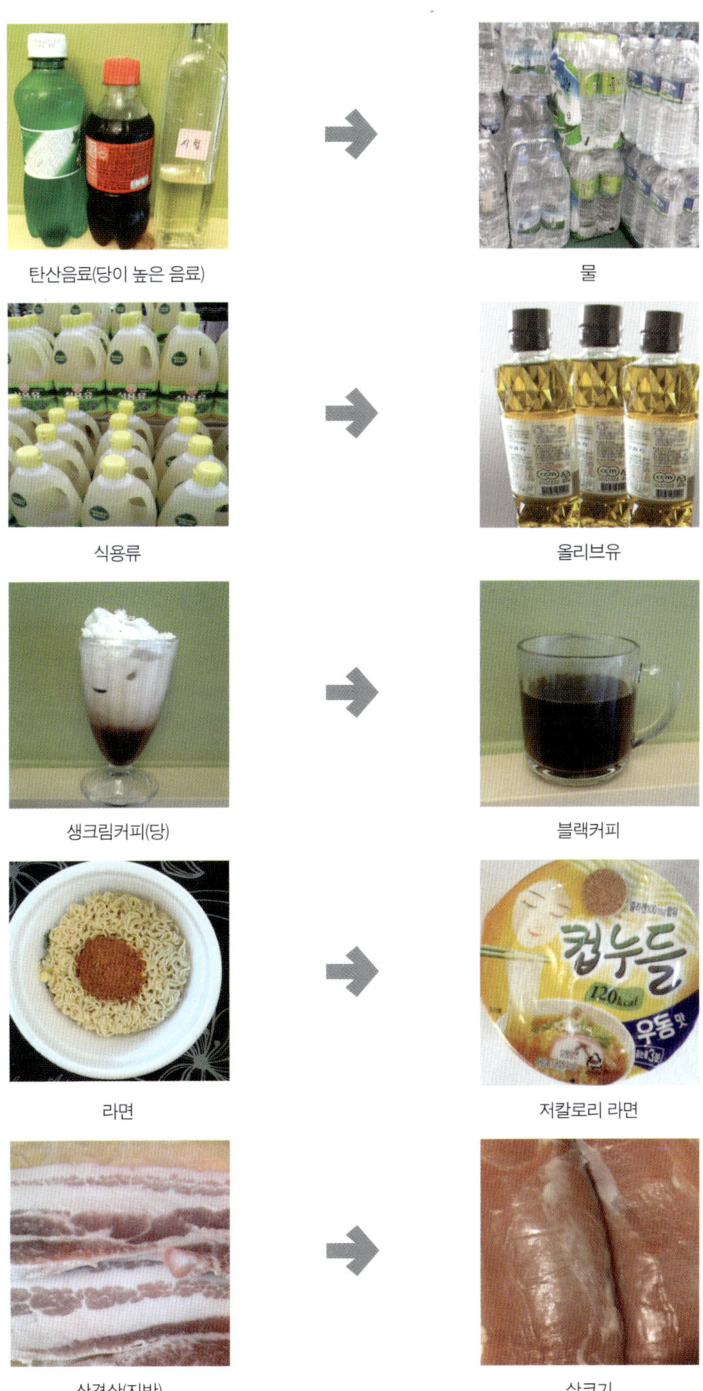

탄산음료(당이 높은 음료)
물
식용류
올리브유
생크림커피(당)
블랙커피
라면
저칼로리 라면
삼겹살(지방)
살코기

기초대사량(BMR)

기초대사량(BMR)은 수면을 취하지 않고 누워 있을 때 소모하는 열량, 신체의 생명을 유지하기 위한 최소한의 열량을 말하는데 일일 열량 소비량에 60~70%를 차지한다.

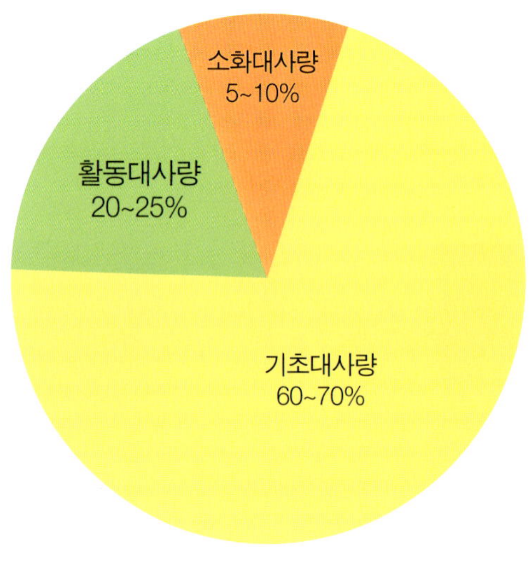

기초대사량에 영향을 미치는 요인

연령, 성별, 근육량, 지방량, 신체 크기, 갑상선호르몬, 수면, 계절의 온도 상태, 영양 상태

얼마 전 수면다이어트가 유행했다. 수면다이어트도 기초대사량이 높을 때 가능하다. 기초대사량이 차지하는 비율이 매우 크다. 기초대사량을 높이기 위해 일상생활의 습관과 근육량이 매우 중요하다.

짬짬 5분 하루 30분 운동법

기본에 충실하려고 노력했다. 한순간에 끝이 아니고 평생 동안 건강한 삶을 살기 위해 평소의 식습관에서 멀리해야 할 것과 가까이해야 할 것을 알아야 할 것이고 운동 역시 생활 속에 짬짬히 습관을 가지는 것이 아주 중요하다고 생각한다.

매 끼니마다 영양을 고려했고 소식을 했으며 부족한 영양을 간식으로 채웠으며 음식을 나눠 먹는다는 생각으로 허기가 지지 않도록 했다.

운동은 어떻게 해야 효과가 있을까.

사실 시간이 없어서 운동을 못한다는 사람들이 많다. 운동을 시작하려고 하면 모임이 생긴다던지 비가 온다던지 이런 일들이 생겨 그냥 며칠이 지나가고 하다 보면 작심삼일이 된다. 때와 장소를 가리지 말고 항상 지금부터라는 생각으로 생활 방식을 바꿔야 한다.

집에서 직접 사용하는 소도구들을 이용했다. 시간을 가리지 않고 짬짬 5분을 했다. 하루 6번이면 30분이다. TV를 볼 때나 외출하려고 챙겼는데 시간이 남을 때, 엘리베이터를 기다리는 시간 등 짬짬히 운동하는 습관을 가져야 한다.

물론 처음에는 힘들 것이다. 늘 생각을 하고 반복적인 행동을 통해 습관을 가진다면 많은 효과를 볼 수 있을 것이다. 무리한 욕심을 버리고 나를 사랑하는 시간이라 생각하고 짬짬 운동을 하기 바란다. 좋은 결과를 가져올 것이다.

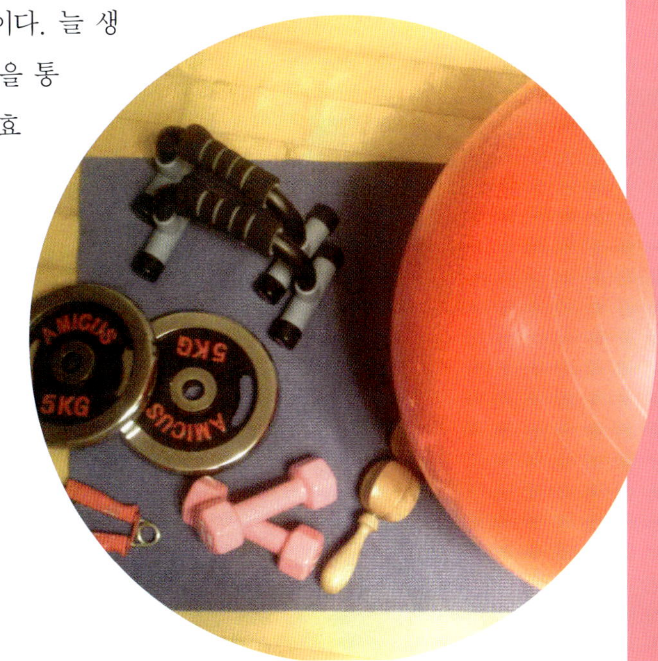

활기찬 걷기 생활화

체지방을 뺄 때 유산소운동이 빠져서는 안 된다. 야외 공원이나 혹은 실내에서 걷기 하시는 분들을 많이 볼 수 있다. 하지만 바르게 걷는 자세가 무엇보다 중요하다.

한쪽으로 어깨가 쳐져 있는 분, 한쪽 팔만 과도하게 흔드시는 분, 등이 약간 굽어 땅을 보고 걸어가시는 분 등 많은 형태를 보인다.

같은 걷기를 하더라도 바른 자세로 했을 때 대사량이 더욱더 증가하고 운동 효과를 가져올 것이다.

> **포인트**
>
> - 걷기에도 집중력이 필요하다.(발이 바닥에 닿는 느낌에 집중한다)
> - 걷기의 힘들기 정도는 약간 숨이 차고 심박수가 증가하는 강도이지만 오래 지속할 수 있겠다는 느낌을 갖는 정도가 좋다.

좋은 걸음 발모양

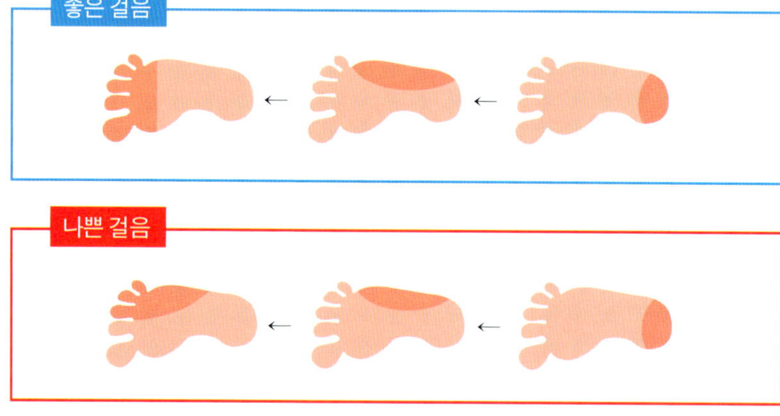

바르게 걷는 법

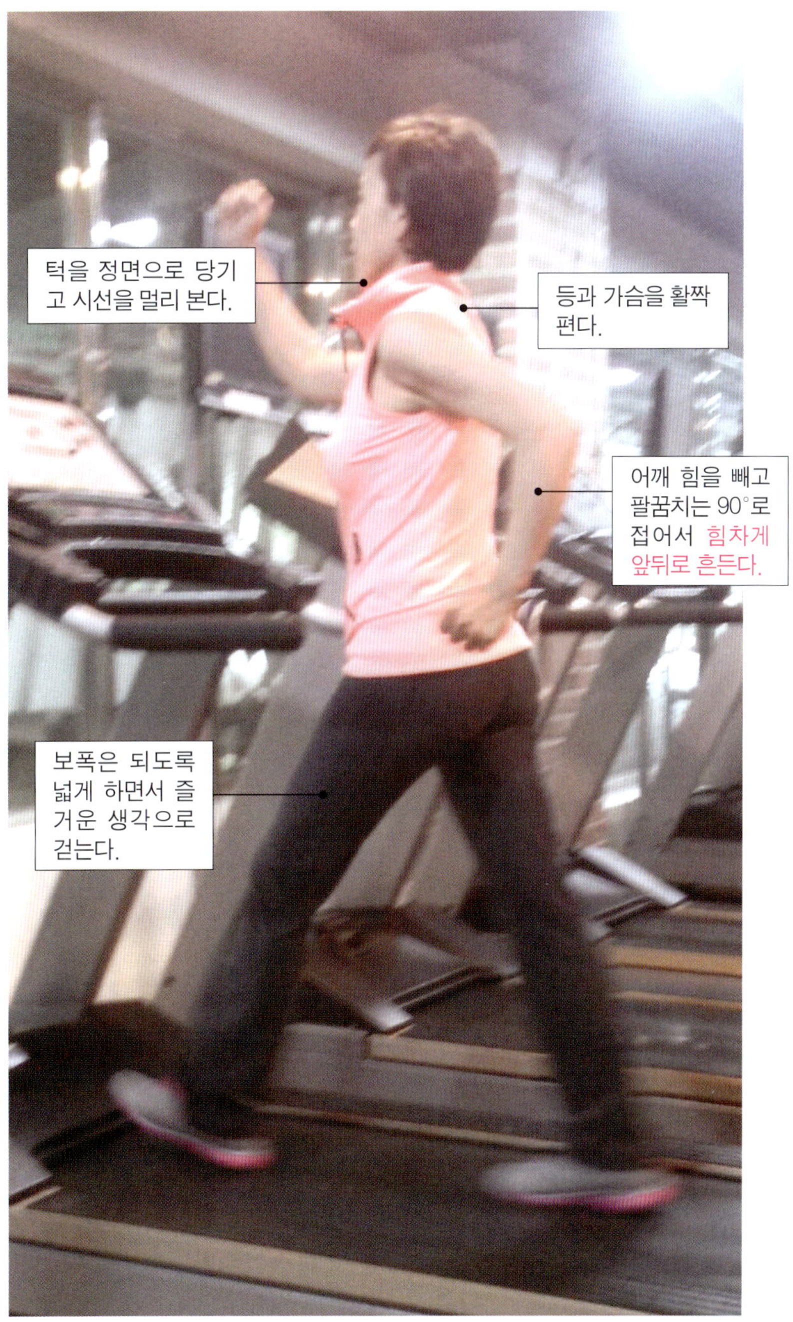

걷기 주 3회 이상, 30분 이상

즐겁게 운동하고 지치지 않는 방법

- 빠른 시간에 효과를 얻기 위해 무리하지 않는다.
- 급하게 마음먹고 평소에 하지 않는 운동과 무리한 식사 조절은 실패의 원인이 된다.
- 생활 속에서 짬짬히 항상 '지금' 부터 시작한다는 생각으로 생활 속에서 칼로리를 소비한다.
- 닮고 싶은 연예인이나 옛날 사진을 보면서 정신적 자극을 준다.
- 몸무게에 신경 쓰지 않고 주변의 반응에 즐거움을 가진다.
- 하기 싫을 때는 과감히 쉬어라. 하지만 음식 조절을 하라.

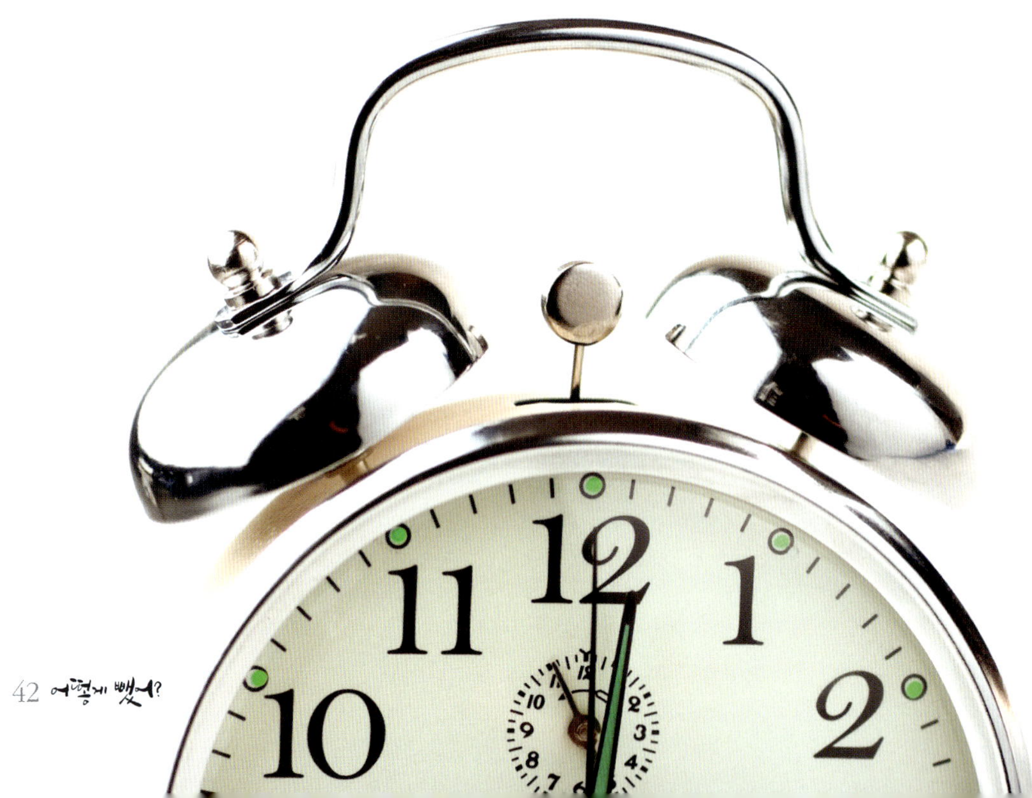

트랜스지방, 중성지방과 구도가 다르나 물에 용해 되지 않기 때문에 지질로서 간주

콜레스테롤은 우리 몸에 없어서는 안 되는 중요한 성분이지만, 지나치게 콜레스테롤 수치가 높으면 심장질환에 걸릴 위험이 높아지기 때문에 평소 식습관을 통한 식사 조절과 규칙적인 운동을 병행해야 나쁜 콜레스테롤을 낮추고 좋은 콜레스테롤만 높이는 효과를 가져올 것이다.

음식에 함유된 트랜스지방

식품 구분	총 지방 중 트랜스지방 함량
빵류 및 케익류	8.8~16.9%
햄버거류	0.8~8.4%
튀김류	4.9~10.0%
패스트리	25.7%
감자튀김	5.2~18.8%
양파링(180g)	7g
프렌치 프라이드(180g)	7g

혈중 콜레스테롤 농도 조절

혈중 LDL콜레스테롤 저하	혈중 HDL콜레스테롤 상승
단일 혹은 다가 불포화지방산 섭취	단일 불포화지방산 섭취
트랜스지방 섭취 감소	혈중 중성지방수치 저하
포화지방과 총 지방 섭취 감소	정기적 운동
오메가-3지방산 섭취	정상 체중 유지
수용성 식이섬유질 섭취	금연
규칙적인 식사	알코올 섭취 제안
콜레스테롤 섭취 감소	

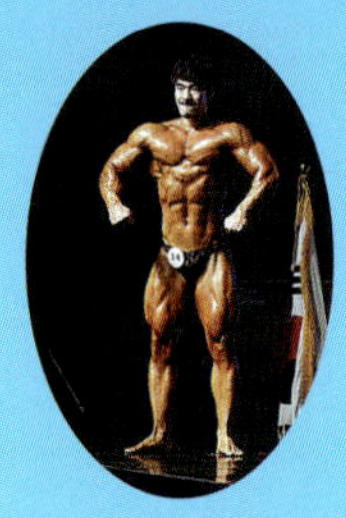

정민주

거제자이헬스 팀장, 2013 전국 생활체육대회 1위

Q : 특정 부위(팔뚝, 뱃살, 하체)만 살을 뺄 수 있나요?

A : 없습니다. 근력운동으로 특정 부위에 탄력을 줄 수는 있어도 빼는 것은 어렵습니다. 골고루 유산소, 근력운동으로 전체적으로 해야 합니다. 우리 몸에 3대 근육(가슴근육, 대퇴근육, 복근)을 키워 기초대사량을 높여 어느 정도 뺀 후에 특정 부위 근력으로 탄력을 가지는 것이 좋습니다.

Q : 피부의 탄력을 가지고 싶어요. 피부가 늘어지는 느낌이 들어요?

A : 근력과 유산소운동을 통해 노폐물을 땀으로 배출시키고 충분한 수분 섭취와 단백질, 몸에 좋은 지방 섭취가 중요합니다. 그렇게 함으로써 몸의 피로를 느끼지 않게 됩니다. 몸에 지방이 빠지면 그 자리에 근육을 채워 넣어 균형 잡힌 몸을 만들어야 합니다. 근력운동을 생활화하는 것이 좋습니다.

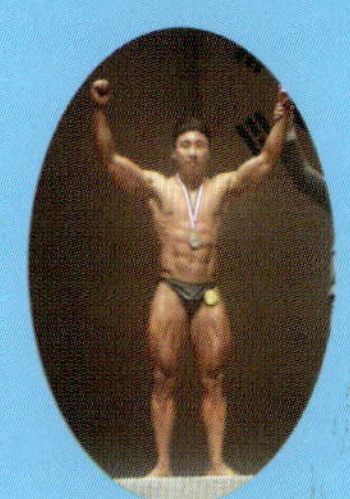

정태웅

김해 한라비발디 휘트니스 팀장, 2013년 전국생활대축전 35세급 2위

Q : 몸무게가 많이 나가서 걷기를 싫어합니다. 근력운동만으로 하면 안 됩니까?

A : 가능하다고 봅니다. 신체는 활동을 하지 않으면 그만큼 소모량이 적어지고 몸에 있는 근육을 필요 없다고 느끼게 되며 근육을 줄이게 됩니다. 하여 지방 축적의 원인이 되죠. 근력운동을 통해 근육을 발달시키고 기초대사량이 늘어나게 되면 자연적으로 근력운동의 움직임만으로도 충분한 다이어트의 효과를 볼 수 있다고 생각합니다. 단, 고강도의 중량 운동보다는 저 강도의 고 반복운동으로 유산소적 효과와 적절한 식사 시간과 식단을 지키는 것 또한 중요합니다. 하지만, 근력운동과 함께 주 3회 이상 40~60분 정도 걷기를 했을 경우 더욱더 효과를 볼 수 있습니다.

Q : 근육운동을 하고 나면 지쳐서 일상생활이 힘들어서 근력운동이 무서워요.

A : 우리의 신체는 적응 기간이 필요하다 생각됩니다. 운동량을 점차 늘리는 것이 중요합니다. 처음 운동을 시작하게 되면 근육의 피로와 근육통 등 젖산의 생성 때문에 신체의 피로를 느끼게 됩니다. 그럴 땐 황산화식품(토마토, 파프리카, 오이, 당근)을 자주 섭취하면서 반신욕을 한다든지 낮잠을 30분 정도 자는 것도 피로 증상을 없애는 데 좋습니다.

몸에 지방이 없으면서 일자형 체형을 위한 집중 트레이닝

체형의 특징

- 보기에는 날씬해 보이지만 건강미와 체력이 없다.
- 상 · 하체 근력운동으로 에너지를 갖자.

상 · 하체 근력 강화 집중

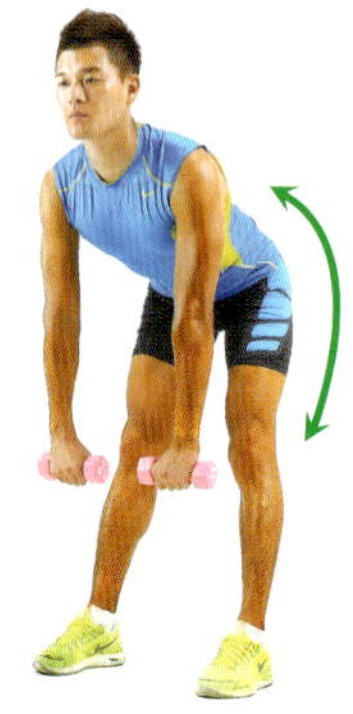

Page. 138

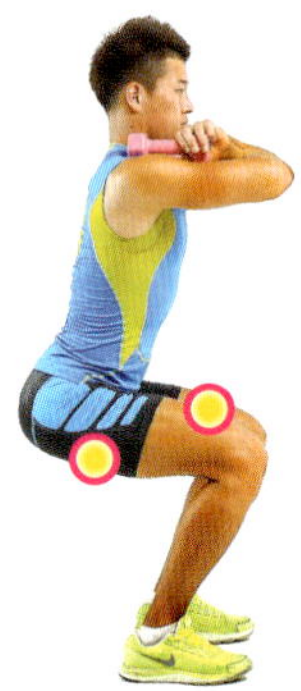

Page. 139

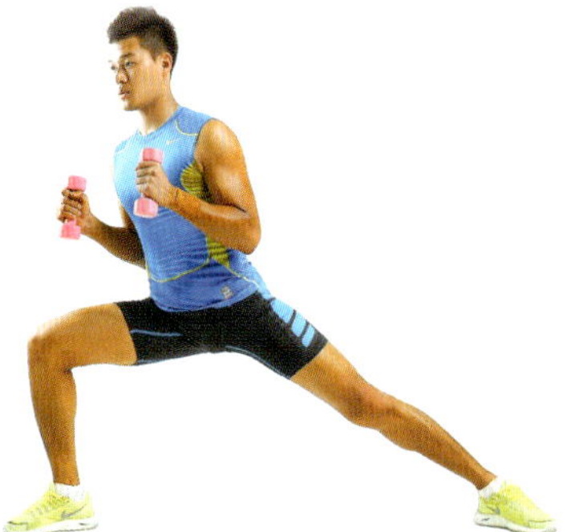

Page. 140

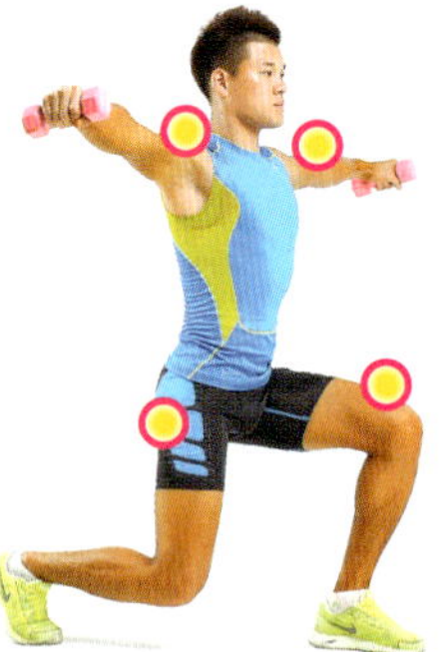

Page. 141

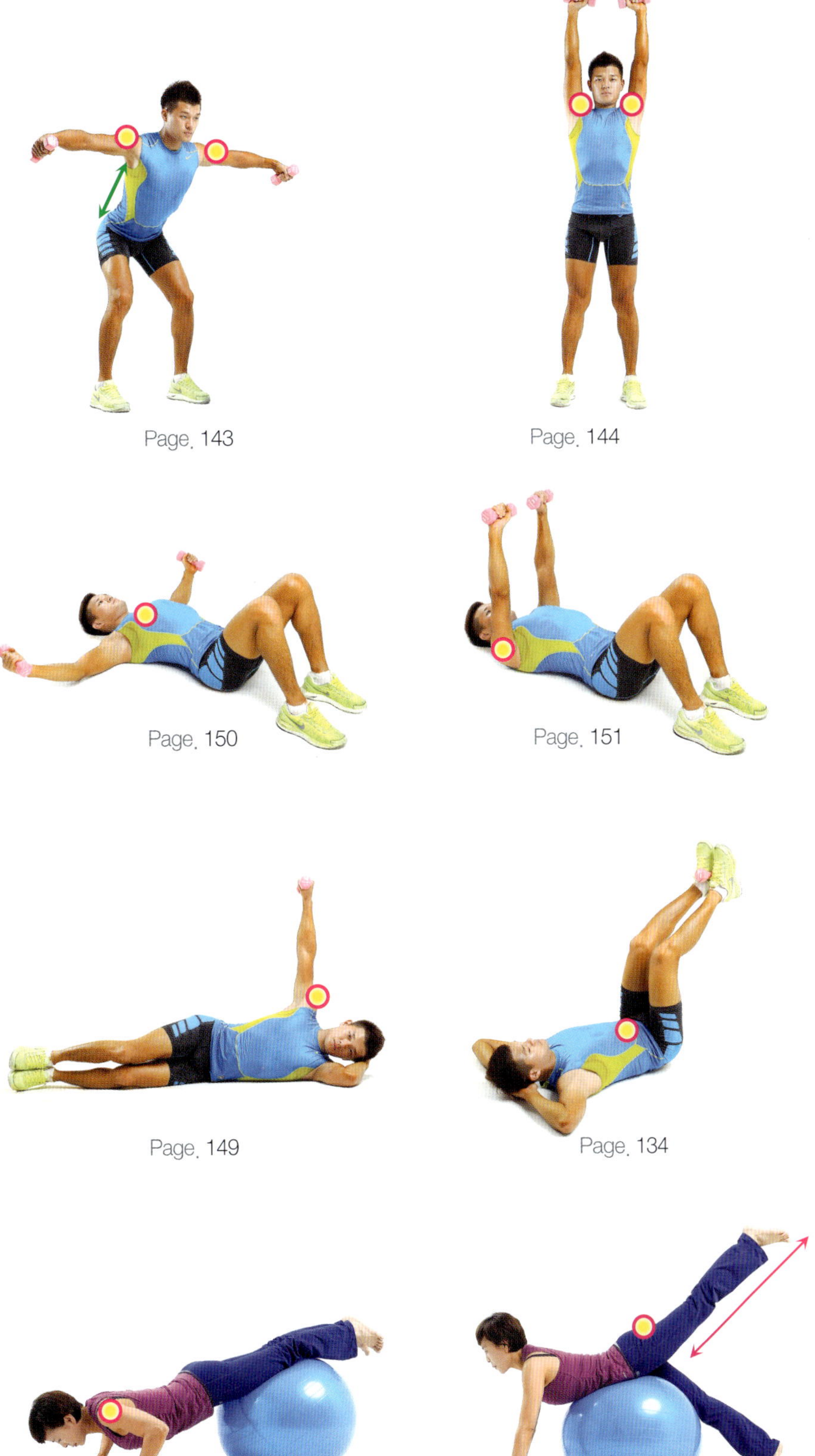

Page. 143

Page. 144

Page. 150

Page. 151

Page. 149

Page. 134

Page. 118

Page. 120

균형 잡힌 몸 만들기 2

상체가 살이 찌고 하체가 약한 체형을 위한 집중 트레이닝

체형의 특징

- 음식을 한꺼번에 폭식하는 경향이 있다.
- 복부 비만이 많다.
- 좋은 식습관에 관심을 두어야 한다.

하체 근력 강화 걷기, 복근, 계단오르기 집중

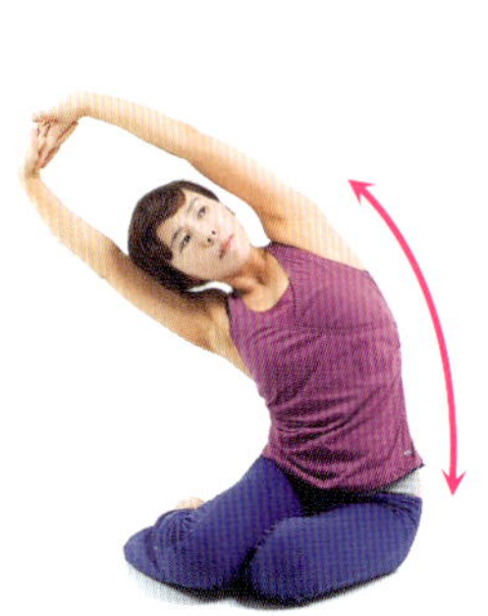

Page. 66

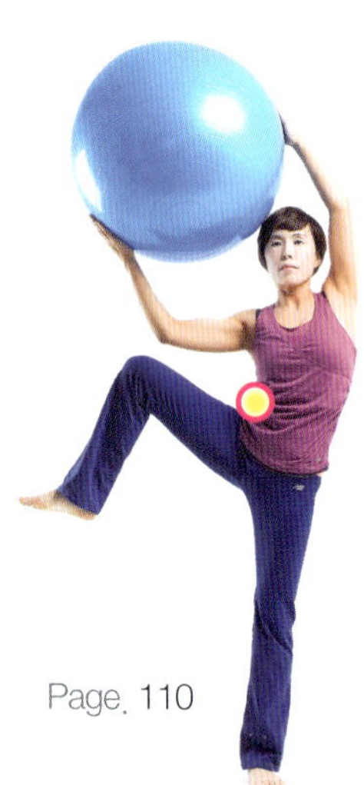

Page. 110

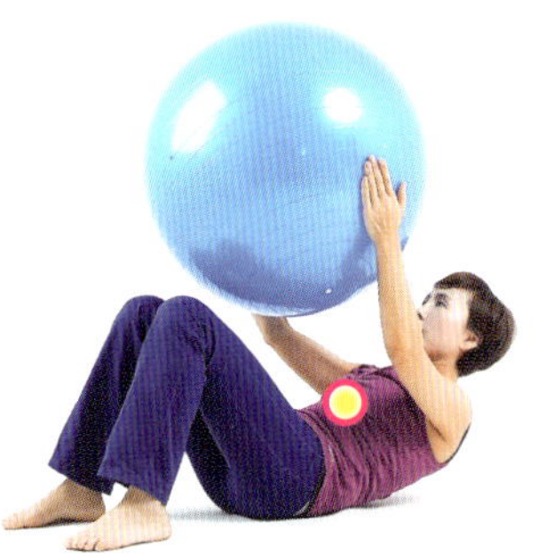

Page. 113

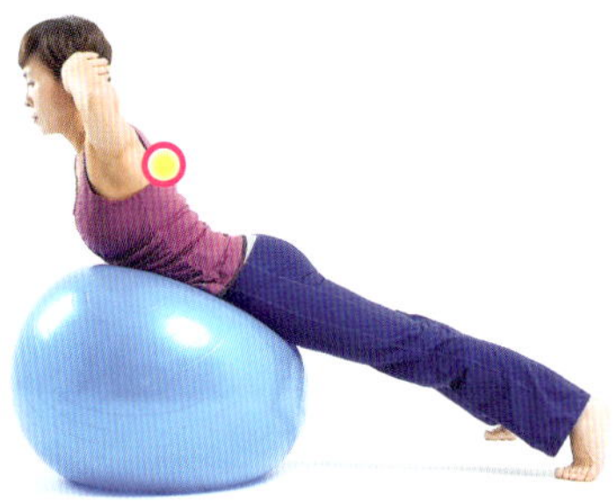

Page. 121

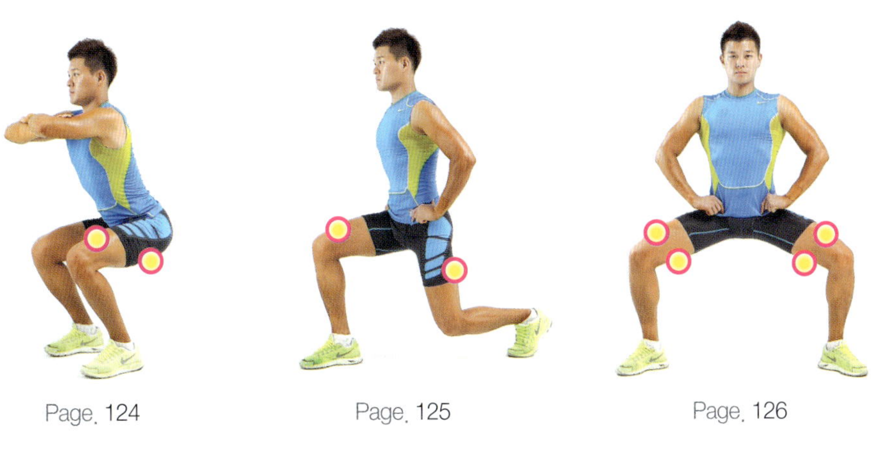

Page. 124

Page. 125

Page. 126

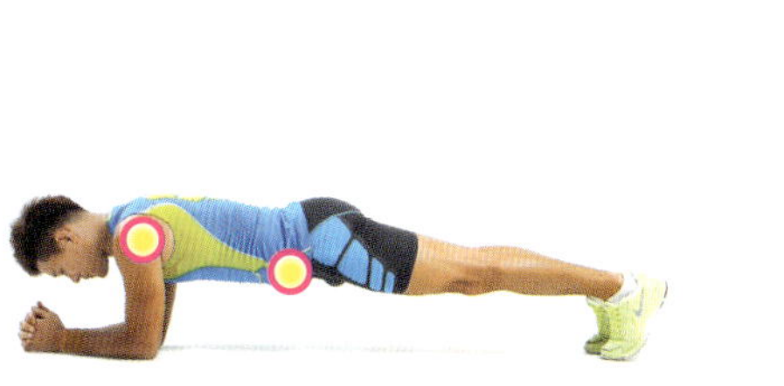

Page. 127

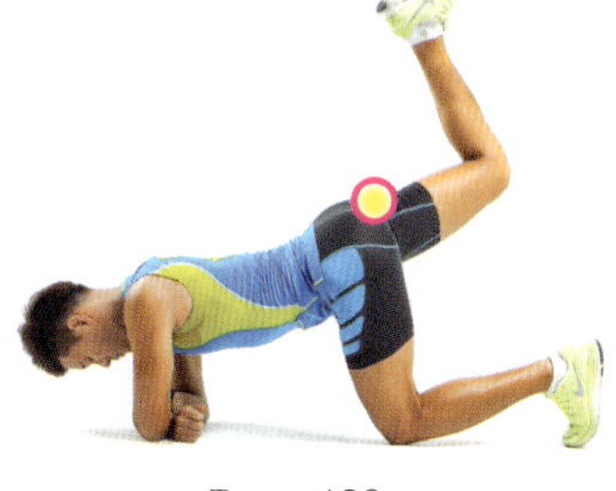

Page. 130

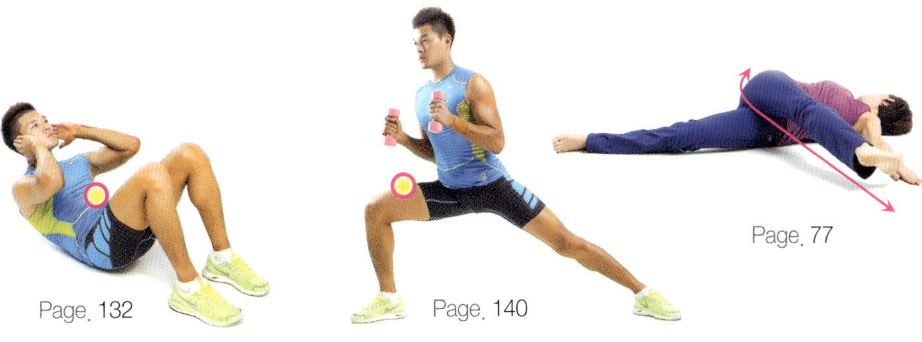

Page. 132

Page. 140

Page. 77

유산소운동

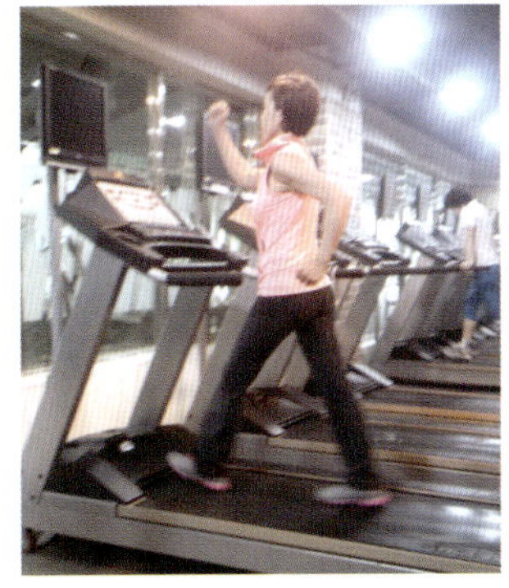

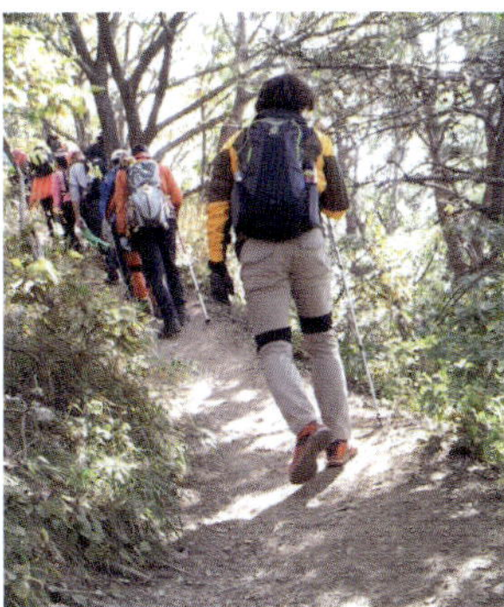

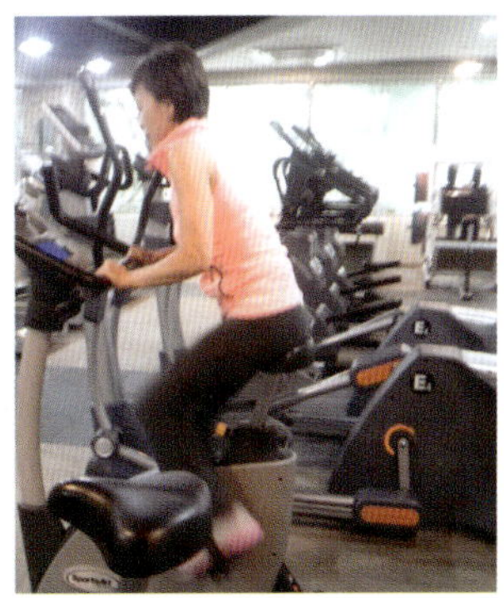

하체가 살찐 체형을 위한 집중 트레이닝

체형의 특징

- 상체가 약하다.
- 학생들이나 앉아서 근무하는 사람들에게 볼 수 있는 체형이다.
- 운동량이 적은 편이다.

상체 근력 강화, 하체 스트레칭, 하복부 강화 집중

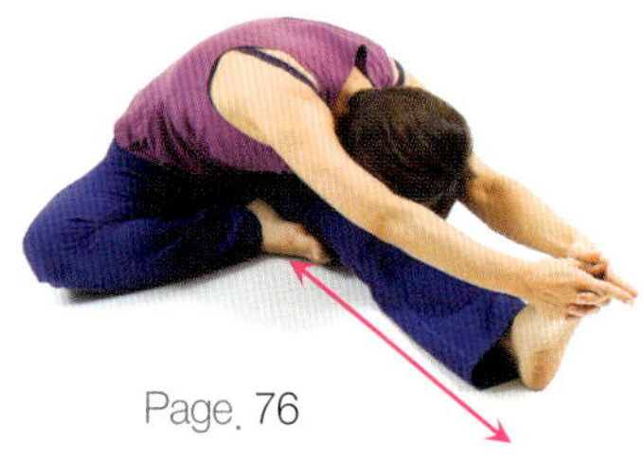

Page. 76

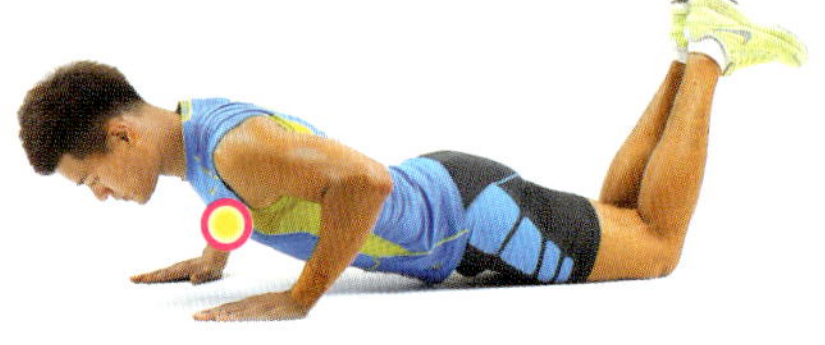

Page. 131

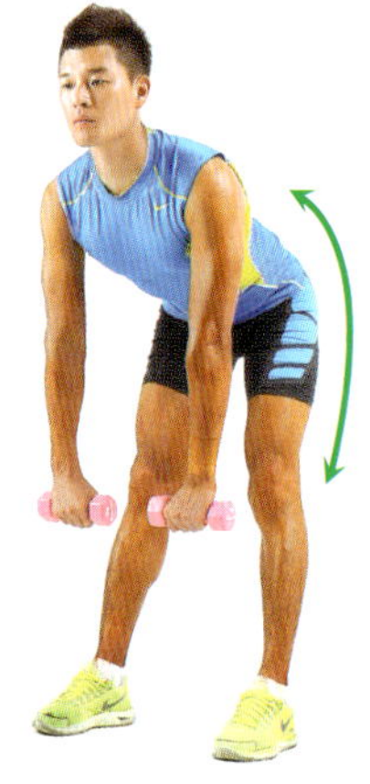

Page. 138

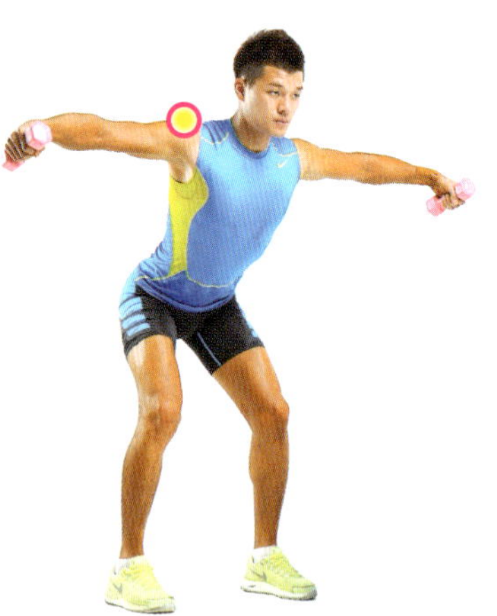

Page. 143

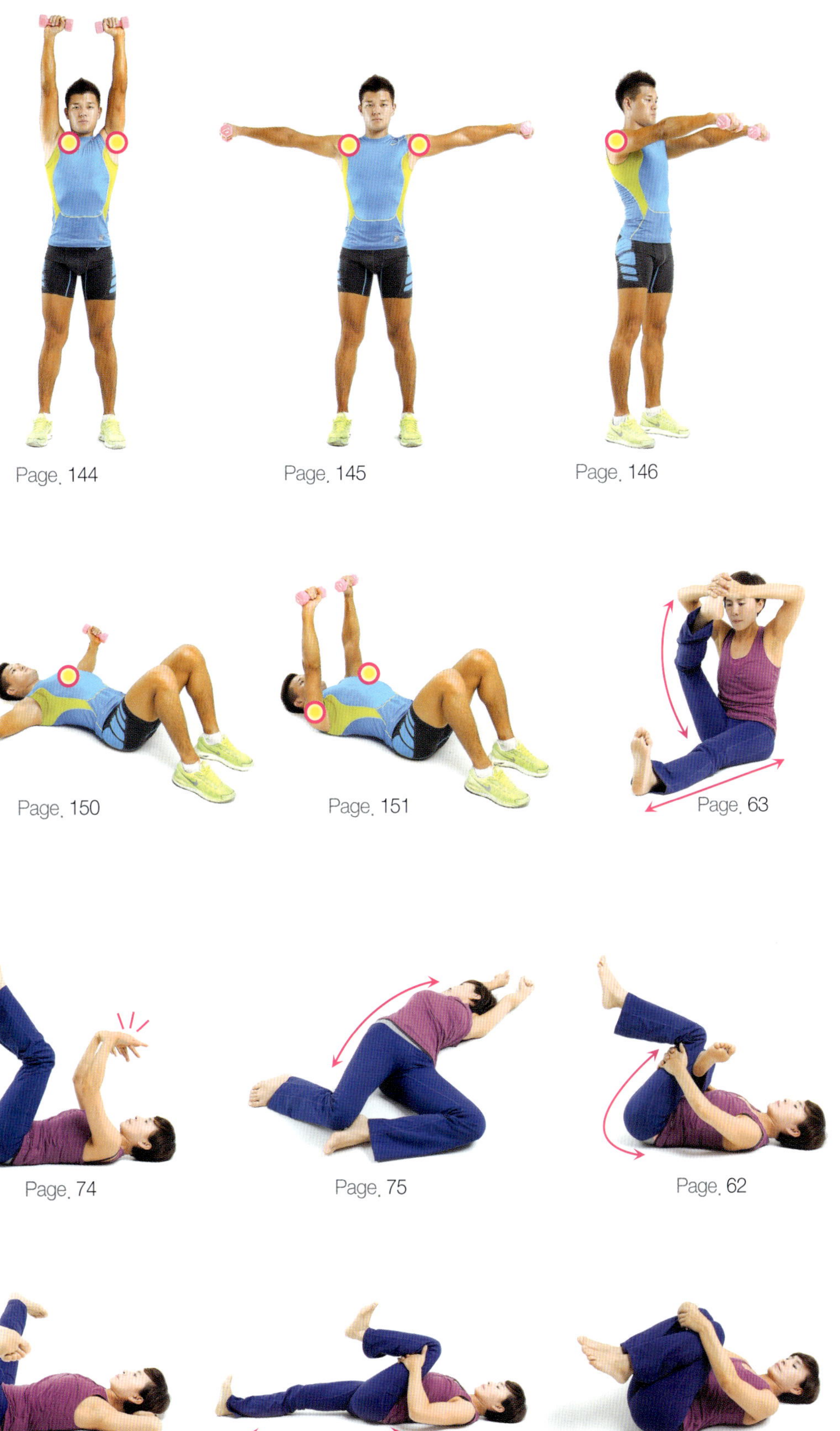

Page. 144
Page. 145
Page. 146
Page. 150
Page. 151
Page. 63
Page. 74
Page. 75
Page. 62
Page. 79
Page. 80
Page. 79

균형 잡힌 몸 만들기 4

상 · 하체가 살이 찌고 허리가 날씬한 체형을 위한 집중 트레이닝

체형의 특징

• 몸의 에너지가 활발하고, 유럽형 체형이다.

유산소, 스트레칭 집중

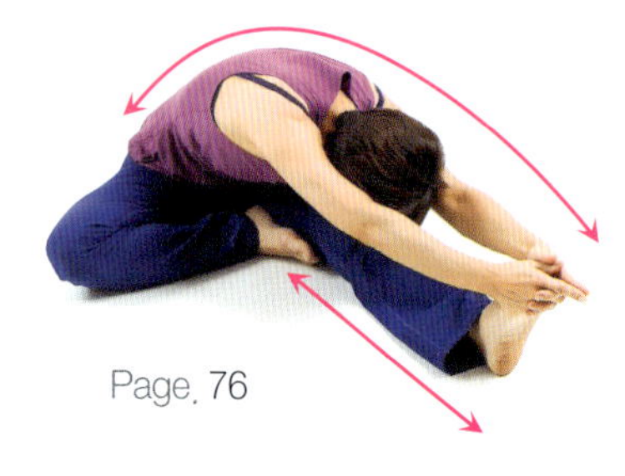

Page. 76

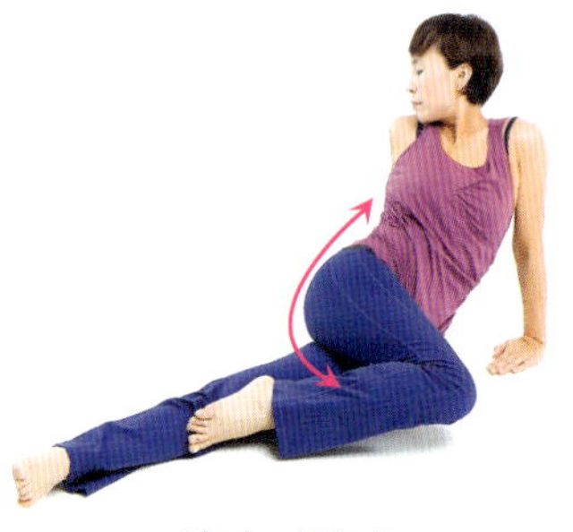

앉아 비틀기 Page. 69

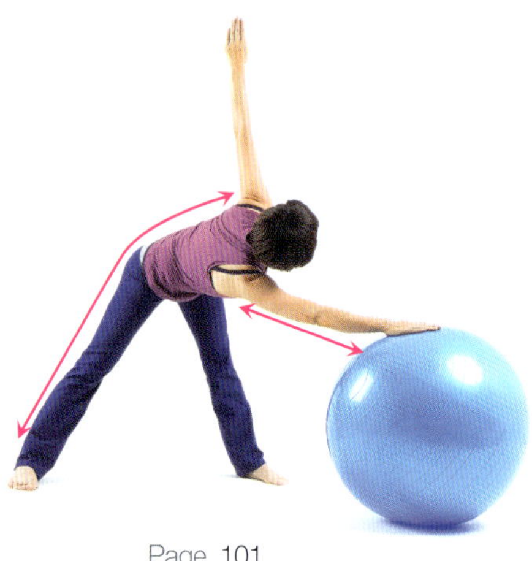

Page. 101

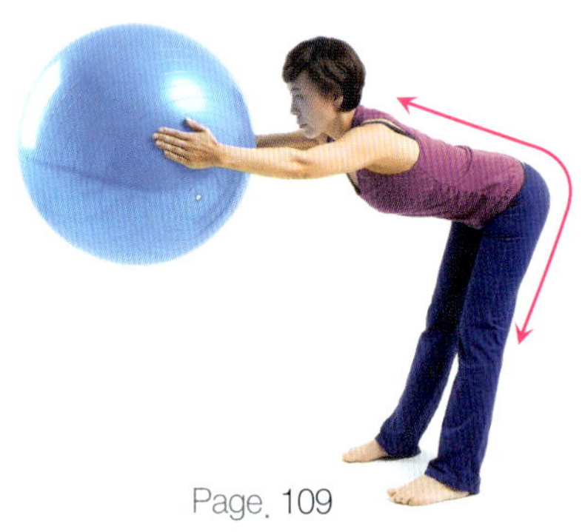

Page. 109

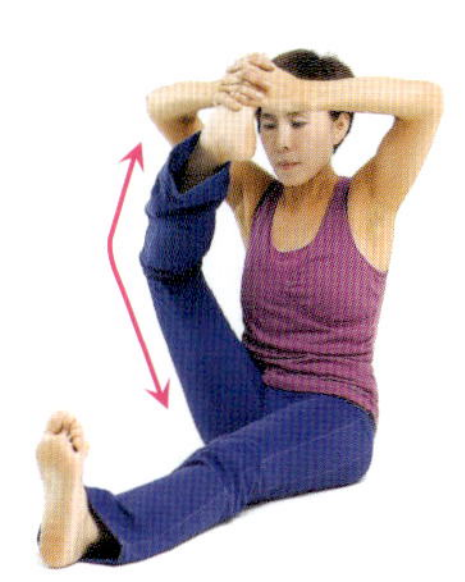

Page. 63

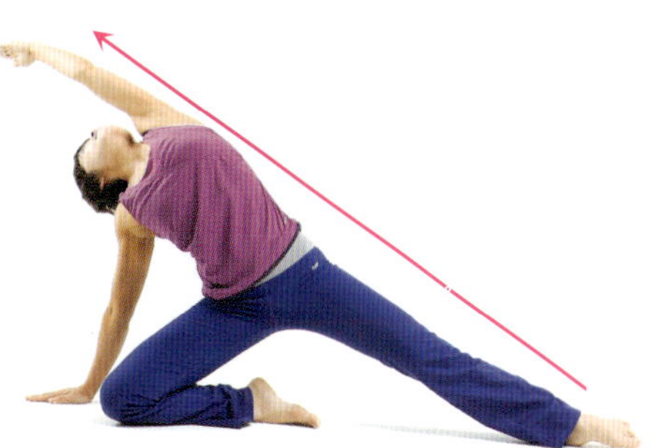

측면 늘리기 Page. 68

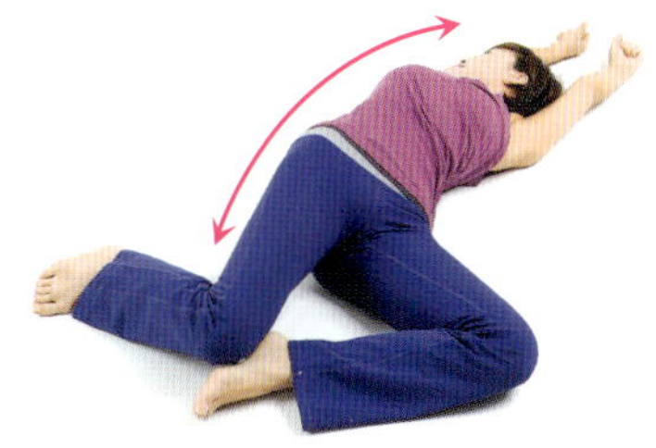

Page. 75

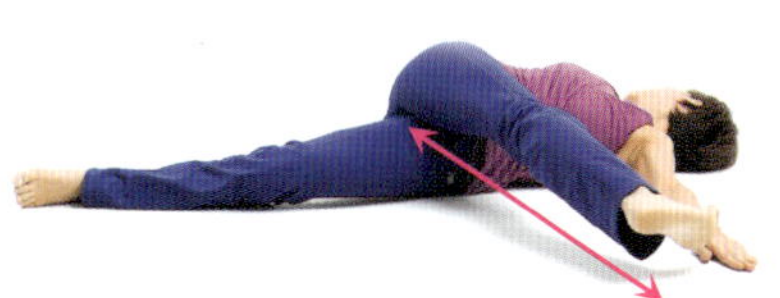

고관절 비틀기 Page. 77

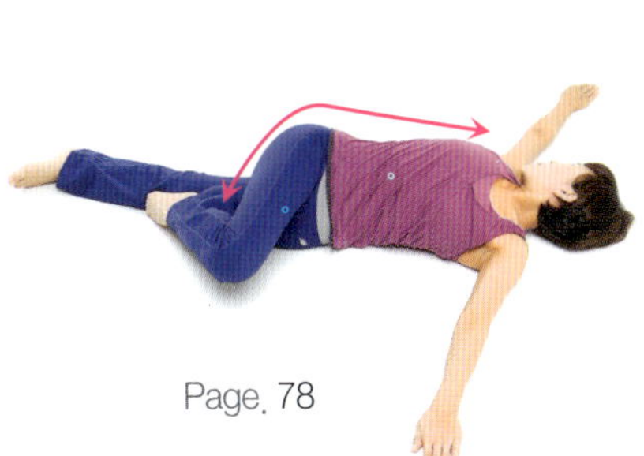

Page. 78

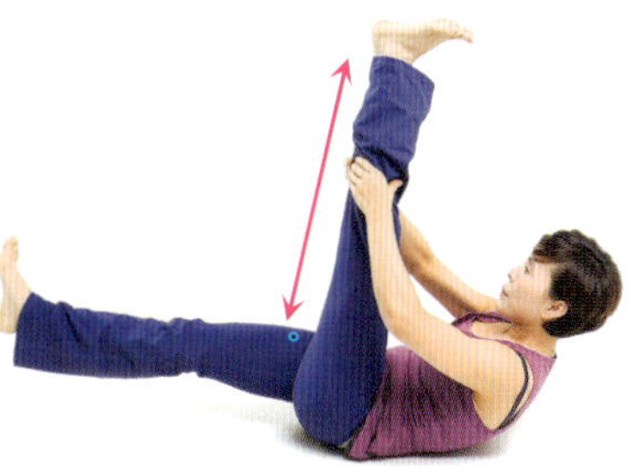

Page. 81

유산소운동

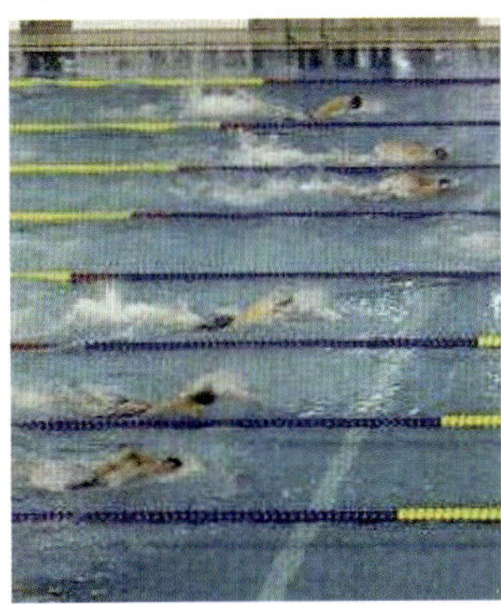

수영

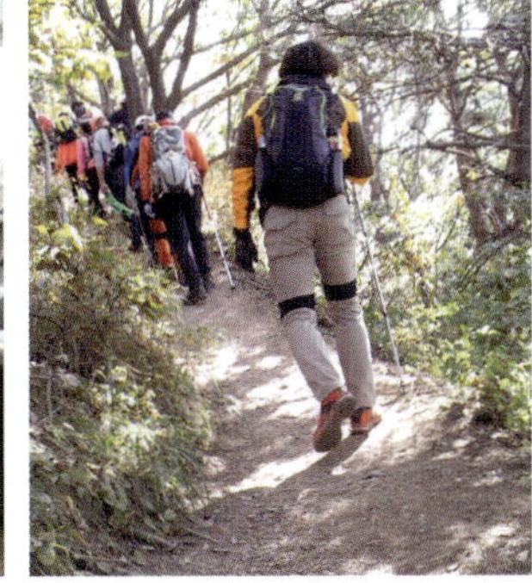

자전거, 걷기

등산

스트레칭은 펴고 잡아당긴다는 뜻으로 근육의 긴장을 이완시키고 관절과 근육의 가동 범위를 확장시키며, 신체를 유연하게 만들고 피로 회복에 좋으며, 혈액순환과 몸의 열을 발생시켜 기초대사량을 높이는 데 도움을 준다. 특히, 아침에 하는 스트레칭은 하루를 활기차게 시작하는 데 도움을 주며, 저녁에 하는 스트레칭은 하루의 피로를 풀어 주어 숙면을 취하는 데 도움을 준다.

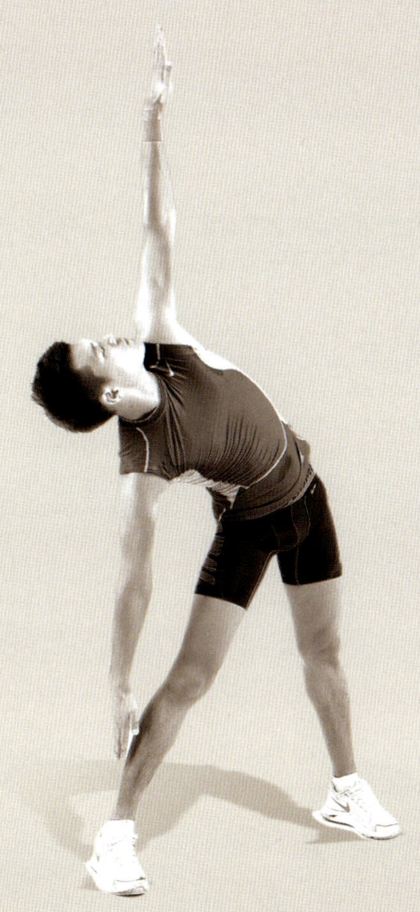

2

스트레칭아 놀자!

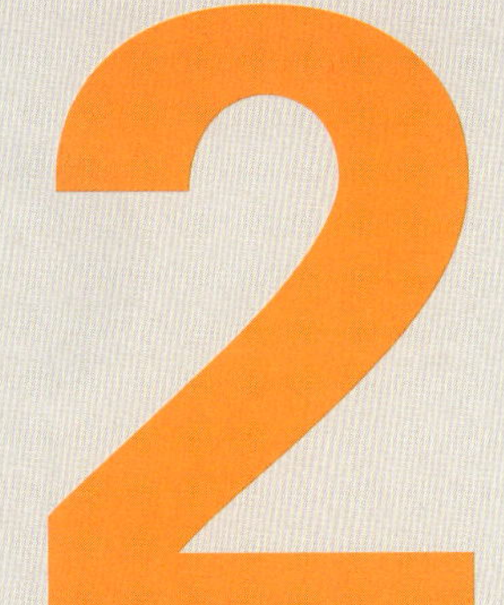
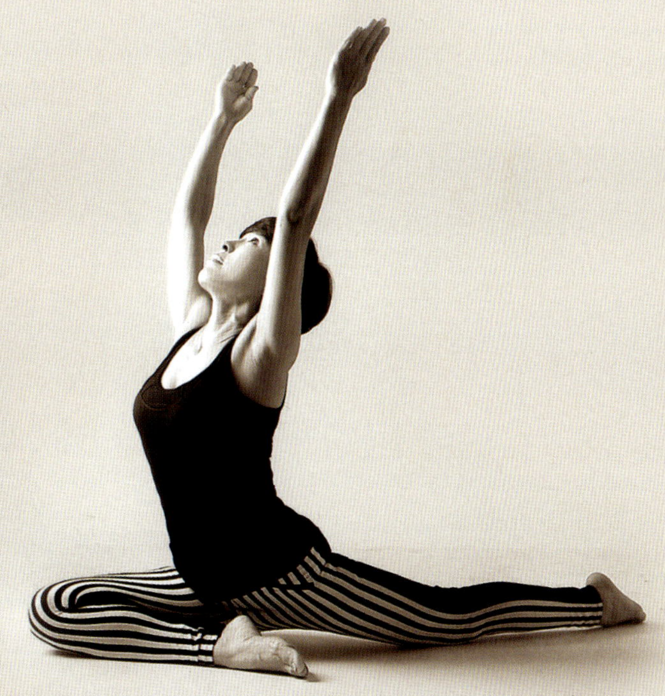

목 · 어깨 돌리기

집중부위(대상근육)
목 · 어깨

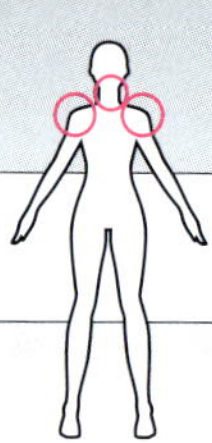

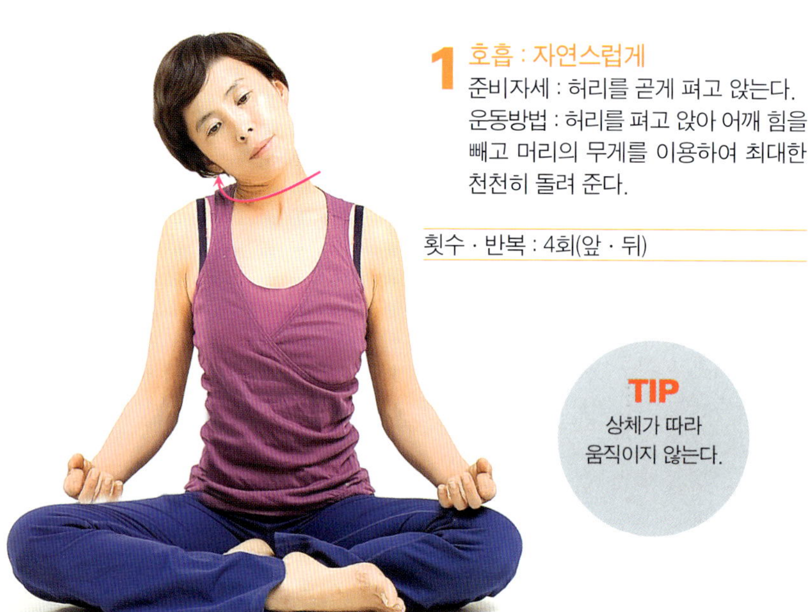

1 호흡 : 자연스럽게
준비자세 : 허리를 곧게 펴고 앉는다.
운동방법 : 허리를 펴고 앉아 어깨 힘을
빼고 머리의 무게를 이용하여 최대한
천천히 돌려 준다.

횟수 · 반복 : 4회(앞 · 뒤)

TIP
상체가 따라
움직이지 않는다.

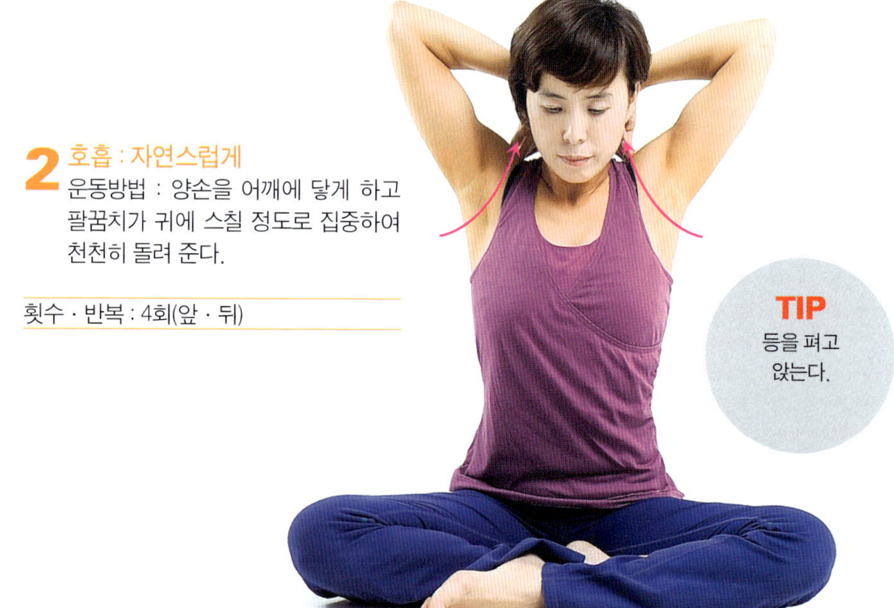

2 호흡 : 자연스럽게
운동방법 : 양손을 어깨에 닿게 하고
팔꿈치가 귀에 스칠 정도로 집중하여
천천히 돌려 준다.

횟수 · 반복 : 4회(앞 · 뒤)

TIP
등을 펴고
앉는다.

목 측면 · 손목 스트레칭

집중부위(대상근육)
목 측면 · 손목

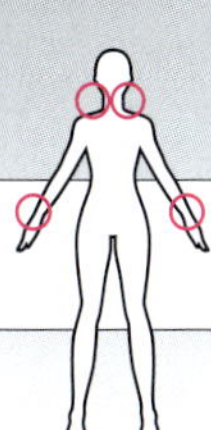

목 측면 스트레칭

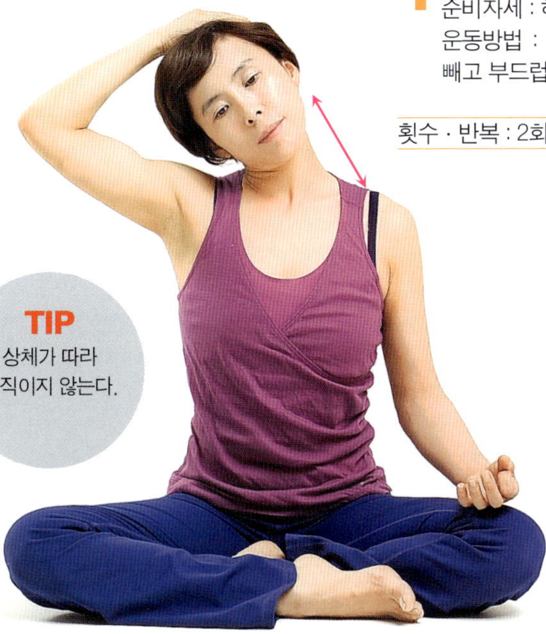

1 호흡 : 자연스럽게
준비자세 : 허리를 곧게 펴고 앉는다.
운동방법 : 허리를 펴고 앉은 다음, 어깨 힘을 빼고 부드럽게 지긋이 당겨 준다.

횟수 · 반복 : 2회, 10초 이상 정지(좌 · 우)

TIP
상체가 따라 움직이지 않는다.

손목 스트레칭

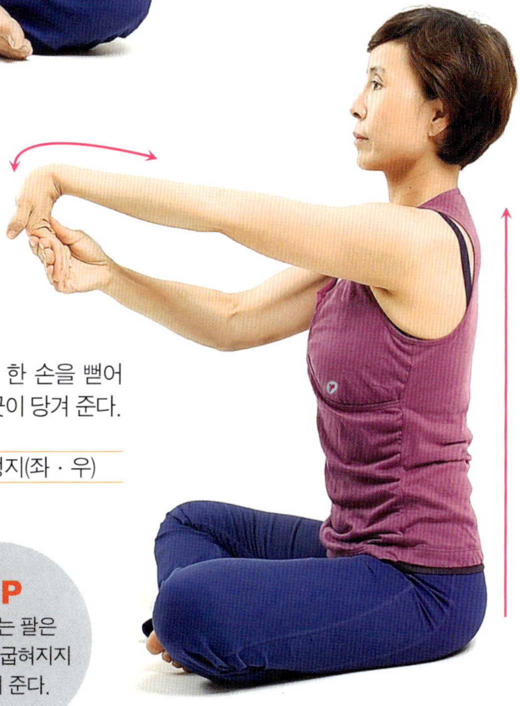

2 호흡 : 자연스럽게
운동방법 : 준비 자세에서 한 손을 뻗어 반대 손으로 손바닥을 지긋이 당겨 준다.

횟수 · 반복 : 2회, 10초 이상 정지(좌 · 우)

TIP
뻗어 있는 팔은 팔꿈치가 굽혀지지 않게 펴 준다.

어깨 · 옆구리 스트레칭

집중부위(대상근육)
옆구리

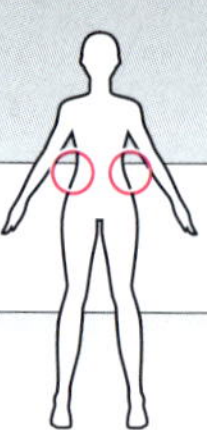

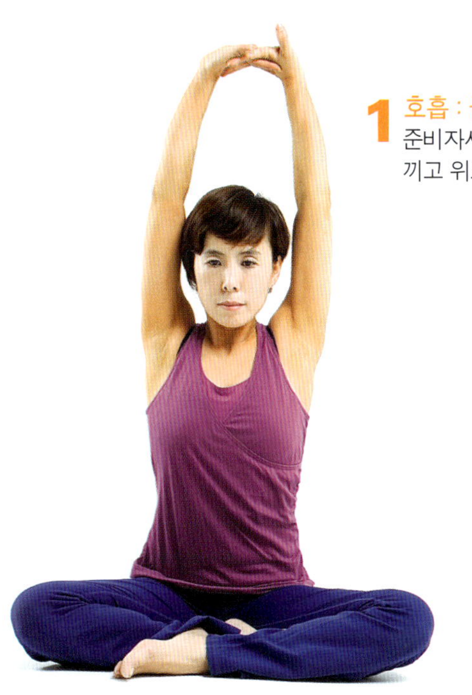

1 호흡 : 들이마신다
준비자세 : 양손을 배꼽에서 깍지
끼고 위로 쭉 끌어당긴다.

TIP
팔꿈치가 굽혀지지
않게 펴 준다.

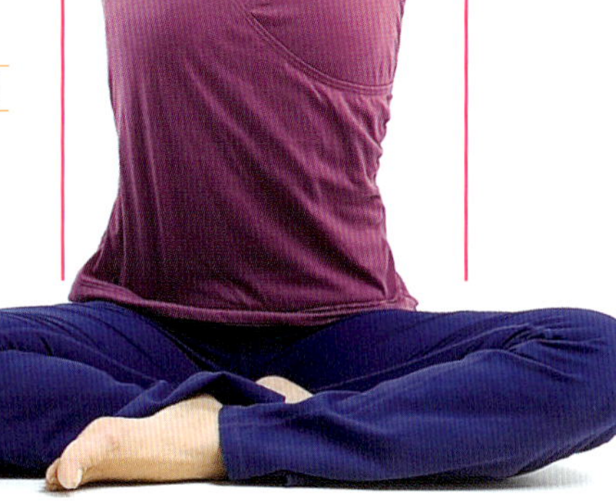

2 호흡 : 내쉰다
운동방법 : 준비자세에서 머리를
들어 손을 쳐다본다.

횟수 · 정지시간 : 2회, 10초 이상 정지

경추 · 어깨 스트레칭

집중부위(대상근육)
등 · 어깨

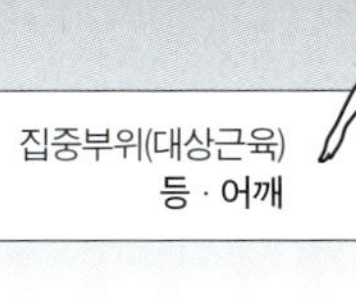
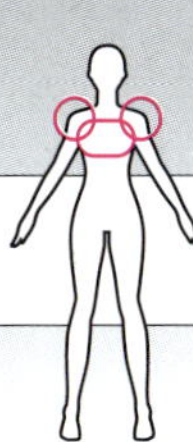

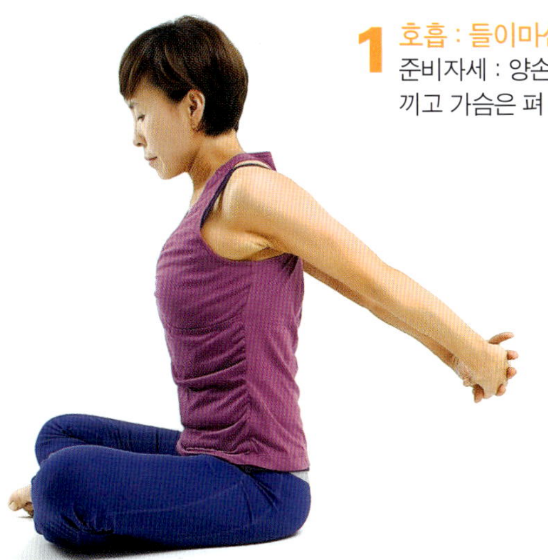

1 호흡 : 들이마신다
준비자세 : 양손은 등뒤에서 깍지를
끼고 가슴은 펴 준다.

2 호흡 : 내쉰다
운동방법 : 준비자세에서 깍지 낀
손은 최대한 올려 준 다음, 머리를
들어 천장을 본다.

횟수 · 정지시간 : 2회, 10초 이상 정지

TIP
입을 다문다.

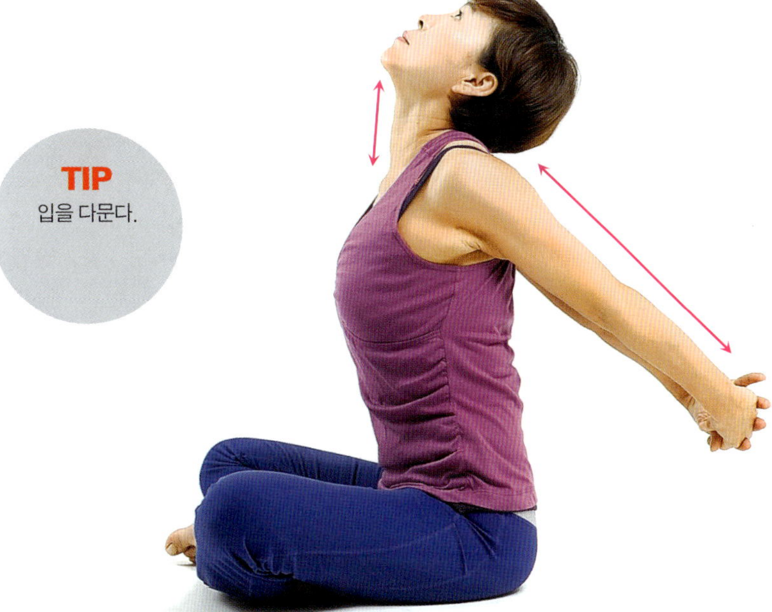

옆구리 스트레칭

집중부위(대상근육)
옆구리

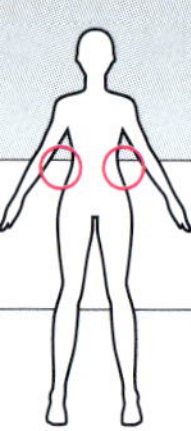

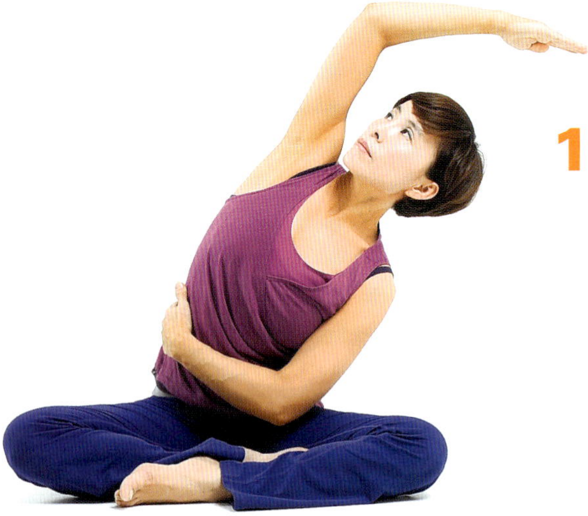

1 호흡 : 들이마신다
준비자세 : 정면을 보고 편하게 자리
에 앉는다.

TIP
가슴이 정면을
보게 한다.

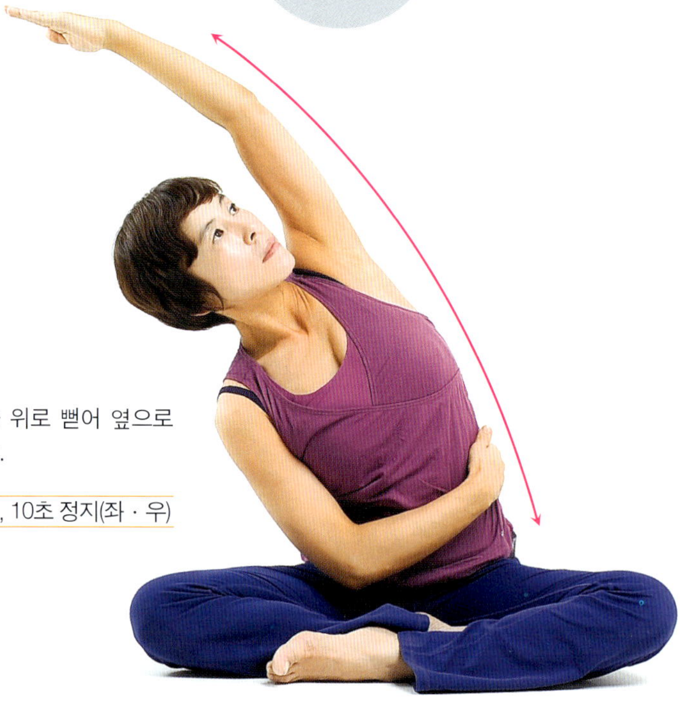

2 호흡 : 내쉰다
운동방법 : 손을 위로 뻗어 옆으로
천천히 넘겨준다.

횟수 · 정지시간 : 2회, 10초 정지(좌 · 우)

고관절 스트레칭 1

집중부위(대상근육)
고관절

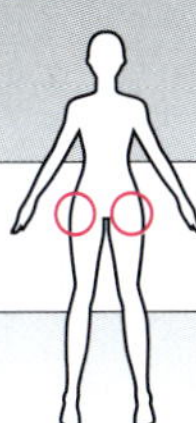

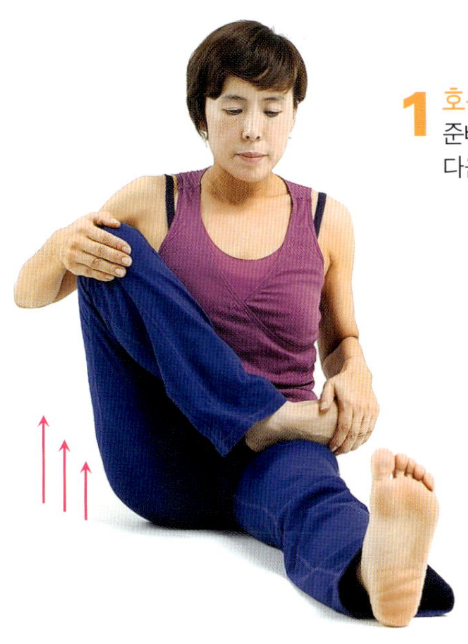

1 호흡 : 들이마신다
준비자세 : 허리와 다리를 펴고 앉은
다음, 한쪽 무릎을 접어 올려 준다.

TIP
상체가 무릎을 따라
내려가지 않고
척추를 펴 준다.

2 호흡 : 내쉰다
운동방법 : 준비자세에서 무릎을 아래로
지긋이 눌러 준다.

횟수 · 정지시간 : 2회, 10초 정지(좌 · 우)

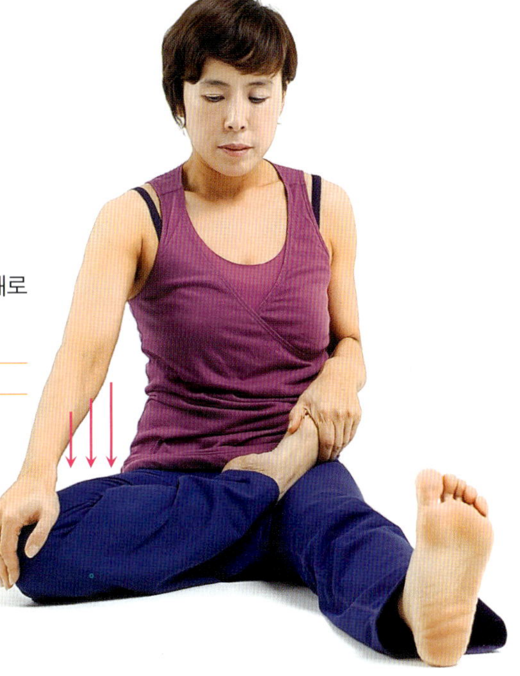

고관절 스트레칭 2

집중부위(대상근육)
고관절

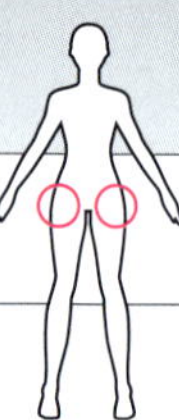

호흡 : 들이마신다

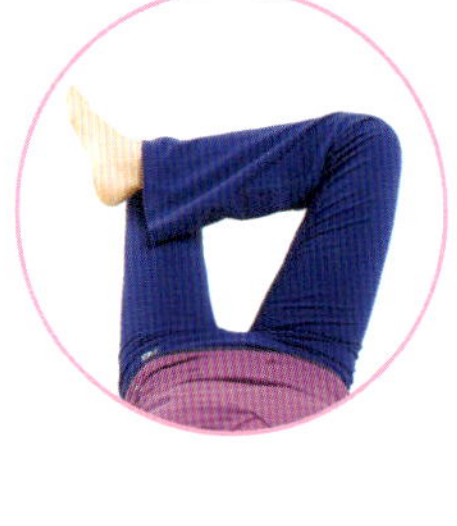

1 호흡 : 들이마신다
준비자세 : 위의 그림과 같이 무릎을 접어 다리를 들고 양손으로 허벅지 안쪽을 잡아 준다.

TIP
턱을 당겨 무릎을 당겨 준다.

2 호흡 : 내쉰다
운동방법 : 준비자세에서 허벅지를 잡은 손을 몸쪽으로 쭈-욱 당겨 준다.

횟수 · 정지시간 : 2회, 10초 정지(좌 · 우)

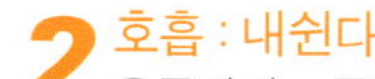

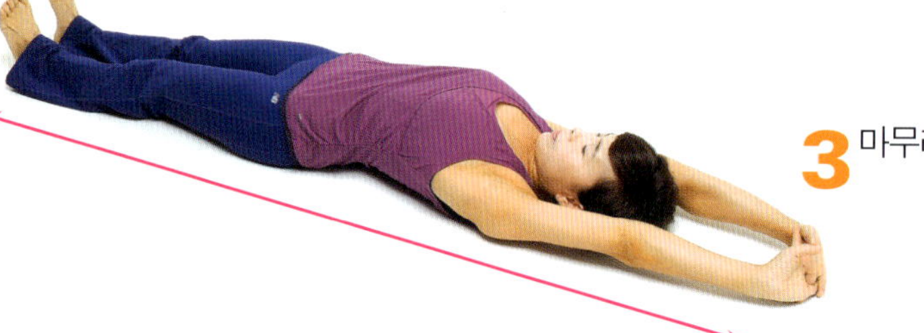

3 마무리

고관절^(다리 뒤쪽) 스트레칭

집중부위(대상근육)
고관절

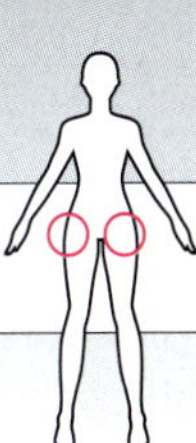

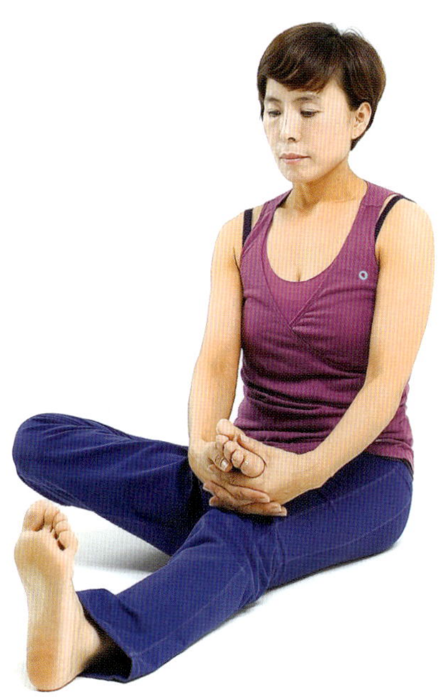

1 호흡 : 들이마신다
준비자세 : 한쪽 무릎을 접은 상태에서 발을 잡는다.

TIP
어깨에 힘을 빼고, 펴고 있는 발을 몸쪽으로 당긴다.

2 호흡 : 내쉰다
운동방법 : 준비자세에서 등이 뒤로 밀리지 않게 하복부에 힘을 주어 천천히 끌어당겨 올려 준다.

횟수 · 정지시간 : 2회, 10초 정지(좌 · 우)

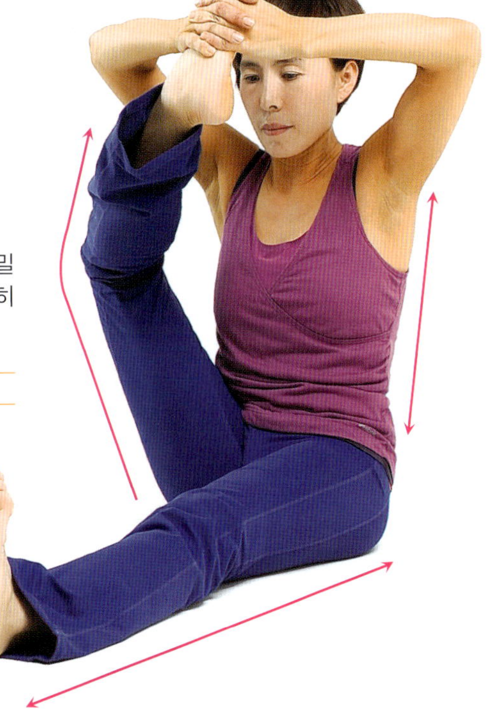

고관절 · 다리 안쪽 스트레칭

집중부위(대상근육)
골반 · 다리 안쪽

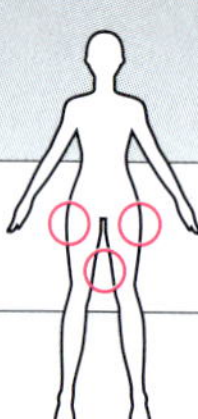

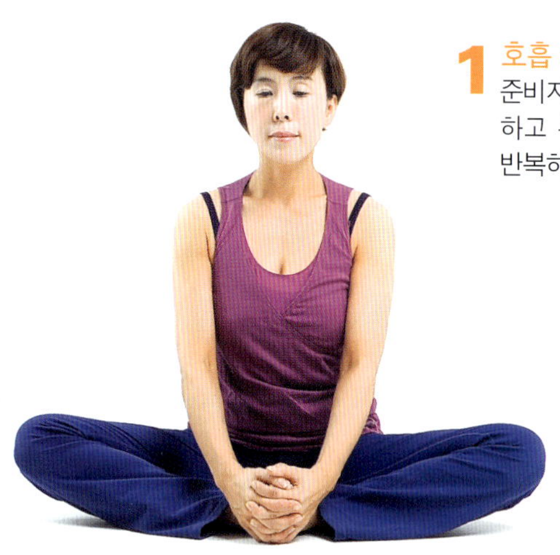

1 호흡 : 들이마신다
준비자세 : 발바닥을 마주 보게
하고 무릎을 올렸다 내렸다를
반복하여 고관절을 풀어 준다.

TIP
너무 무리하지
않는다.

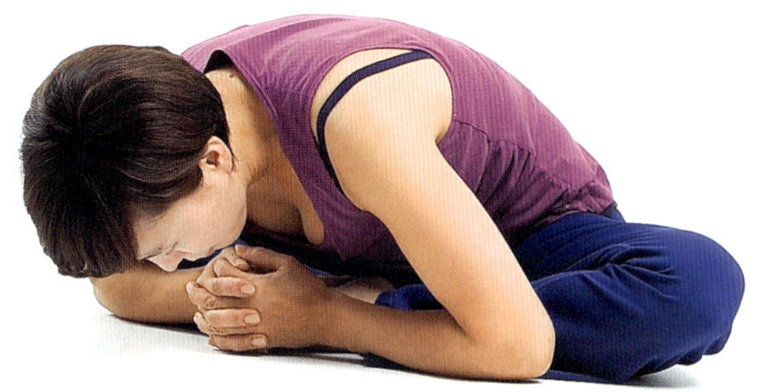

2 호흡 : 내쉰다
운동방법 : 준비자세에서 천천히 팔꿈
치가 바닥에 닿게 내려온다.

횟수 · 정지시간 : 2회, 10초 정지

3 마무리 : 골반 모으기

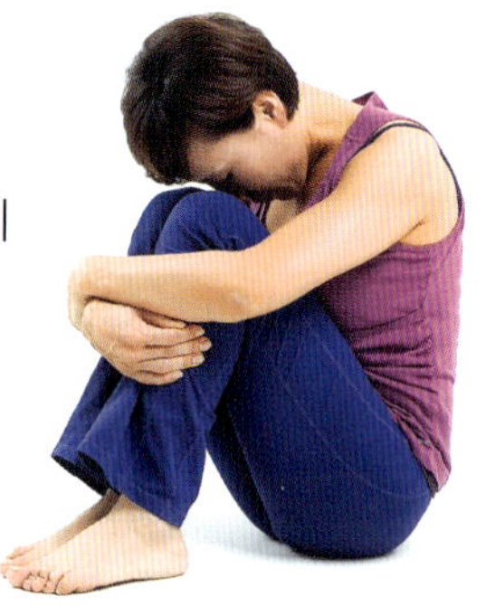

다리 안쪽 · 옆구리 스트레칭

집중부위(대상근육)
다리 안쪽(내전근) · 옆구리

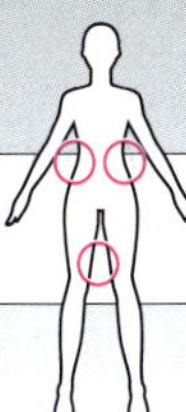

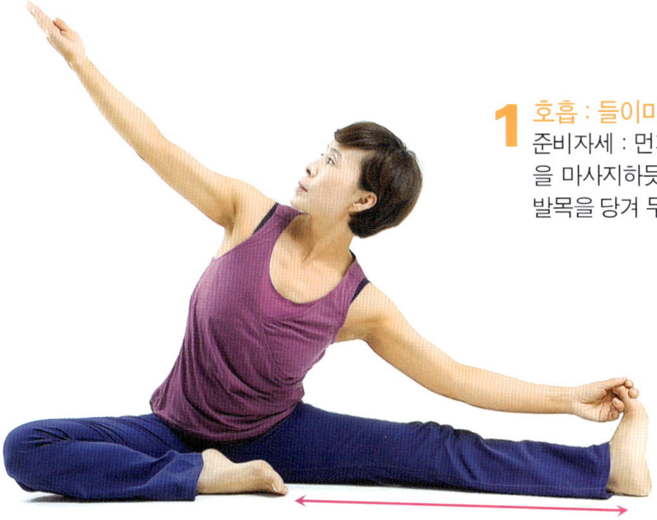

1 호흡 : 들이마신다
준비자세 : 먼저 펴고 있는 다리 안쪽을 마사지하듯 풀어 준다. 펴고 있는 발목을 당겨 무릎이 뜨지 않게 한다.

TIP
가슴이 닫히지 않게 정면을 보게 한다.

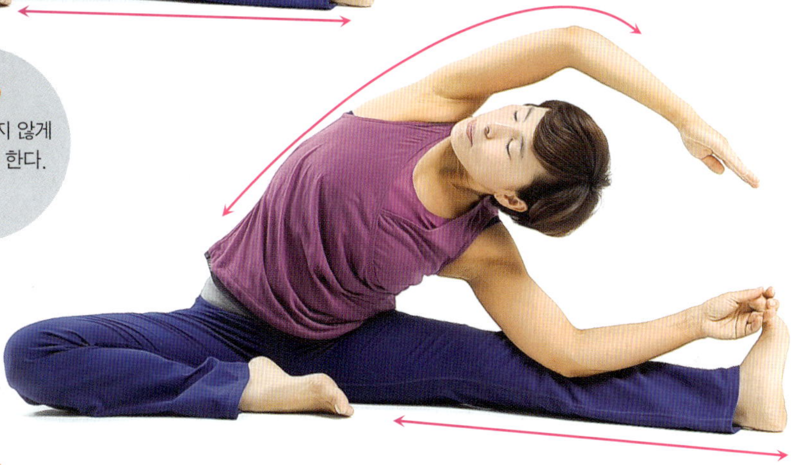

2 호흡 : 내쉰다
운동방법 : 준비자세에서 팔꿈치가 안쪽으로 오게 하고 가슴을 펴고 천천히 내려간다.

횟수 · 정지시간 : 2회, 10초 이상 정지

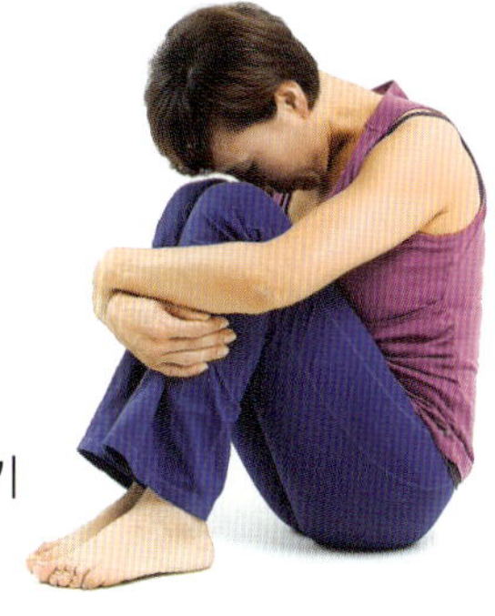

3 마무리 : 골반 모으기

옆구리 스트레칭

집중부위(대상근육)
옆구리(외복사근)

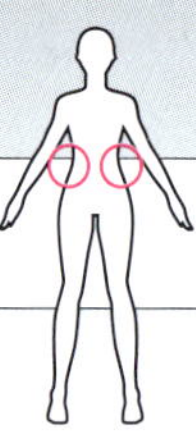

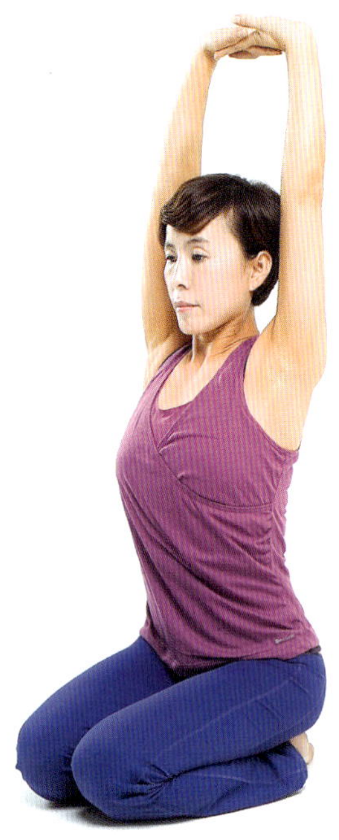

1 호흡 : 들이마신다
준비자세 : 무릎을 접어 앉은 다음, 배꼽에서 깍지 끼고 상체를 쭉 끌어당긴다.

TIP
시선을 돌려 위로 쳐다본다.

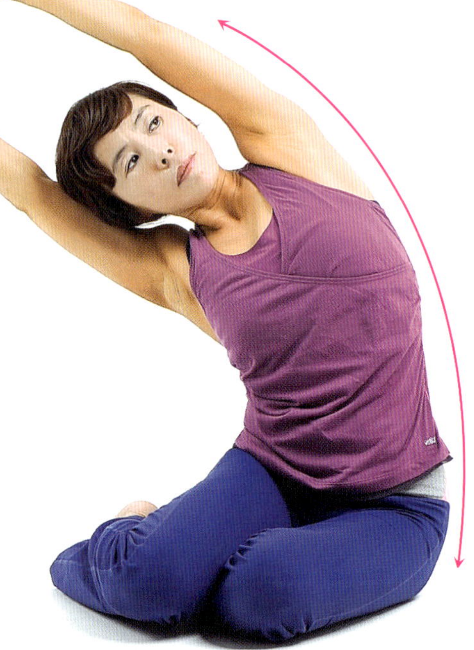

2 호흡 : 내쉰다
운동방법 : 준비자세에서 엉덩이를 옆으로 내리면서 손은 반대쪽으로 쭉 늘린다.

횟수 · 정지시간 : 2회, 10초 정지

고관절 · 옆구리 스트레칭

집중부위(대상근육)
옆구리(외복사근) · 골반 · 허벅지 앞쪽

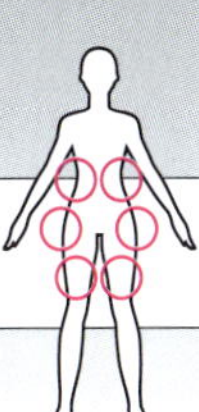

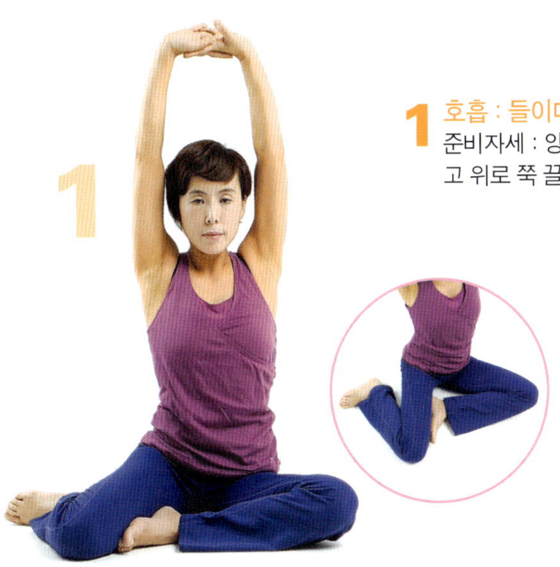

1 호흡 : 들이마신다
1 준비자세 : 양무릎을 접어 손을 깍지 끼고 위로 쭉 끌어당긴다.

TIP
가슴을 열어 주고 시선은 반대로 쳐다본다.

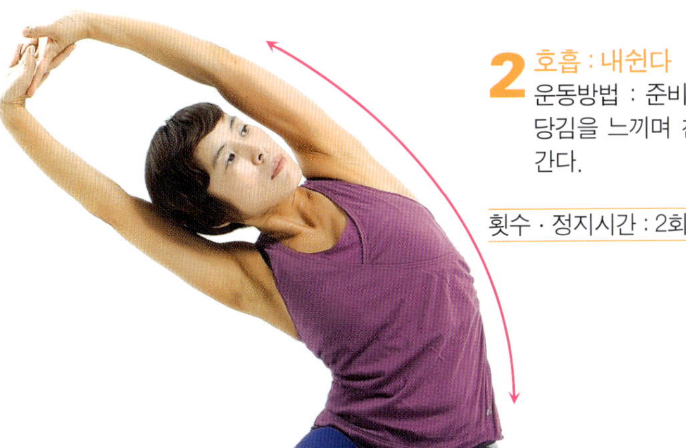

2 호흡 : 내쉰다
운동방법 : 준비자세에서 옆구리의 당김을 느끼며 천천히 옆으로 넘어간다.

횟수 · 정지시간 : 2회, 10초 정지(좌 · 우)

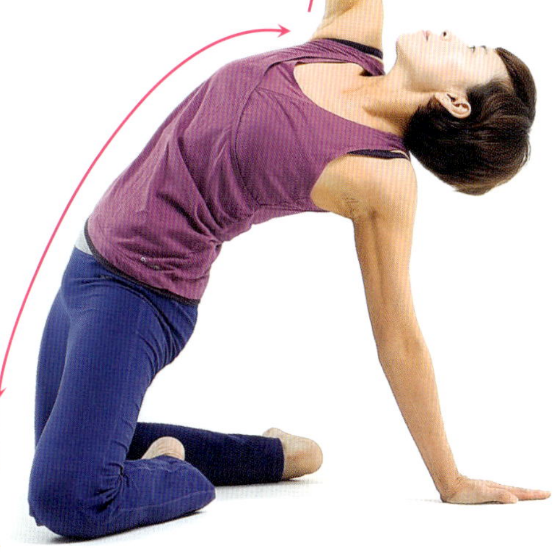

TIP
엉덩이를 들어 앞으로 밀어준다.

3 호흡 : 내쉰다
운동방법 : 준비자세에서 한 손을 엉덩이 뒤쪽으로 두고 한 손을 가슴 앞에 손을 위로 뻗어 준다.

횟수 · 정지시간 : 2회, 10초 정지(좌 · 우)

측면 스트레칭

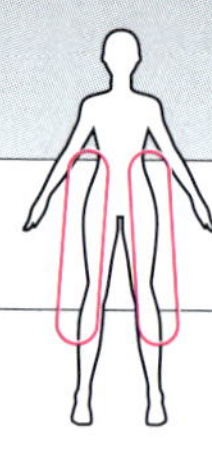

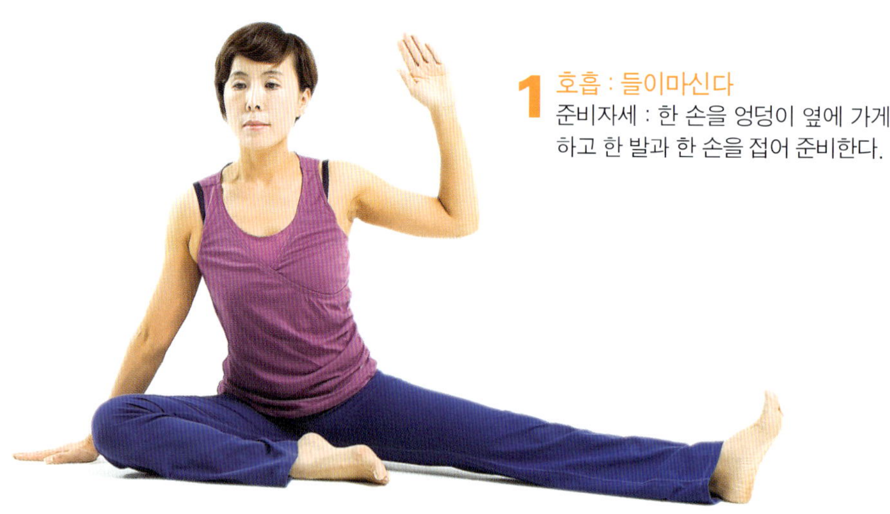

1 호흡 : 들이마신다
준비자세 : 한 손을 엉덩이 옆에 가게
하고 한 발과 한 손을 접어 준비한다.

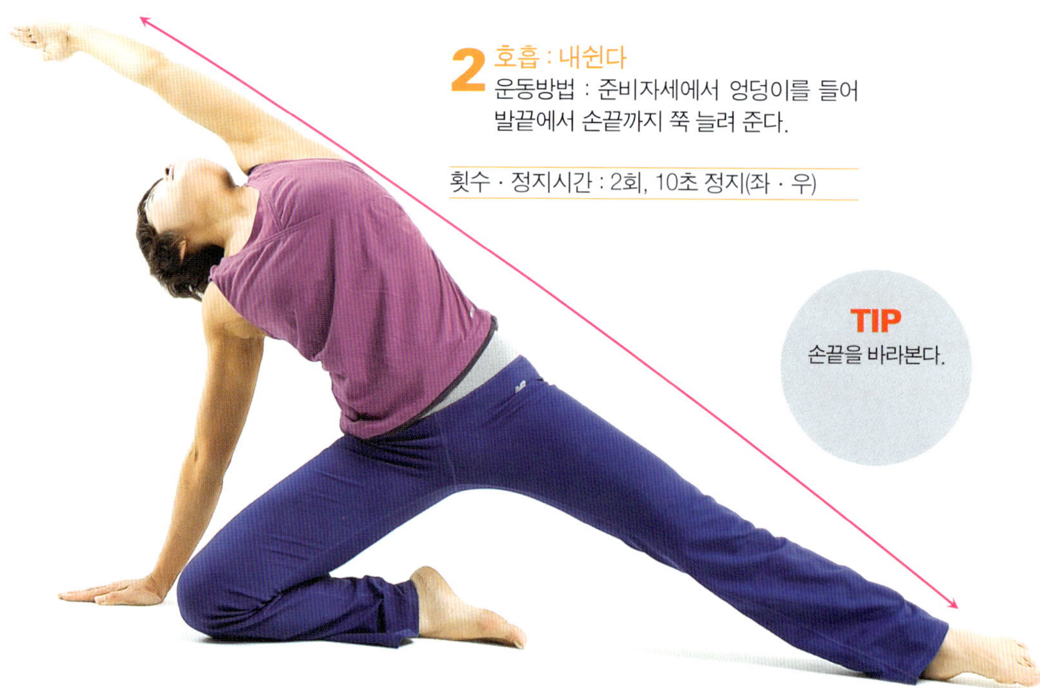

2 호흡 : 내쉰다
운동방법 : 준비자세에서 엉덩이를 들어
발끝에서 손끝까지 쭉 늘려 준다.

횟수 · 정지시간 : 2회, 10초 정지(좌 · 우)

TIP
손끝을 바라본다.

둔근 · 몸통 스트레칭

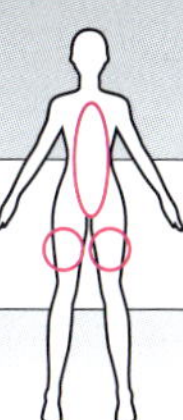

1 호흡 : 들이마신다
준비자세 : 양팔을 뒤로 가져가 손이
앞을 향하게 하고 한 발을 접어 무릎
위에 올려 준다.

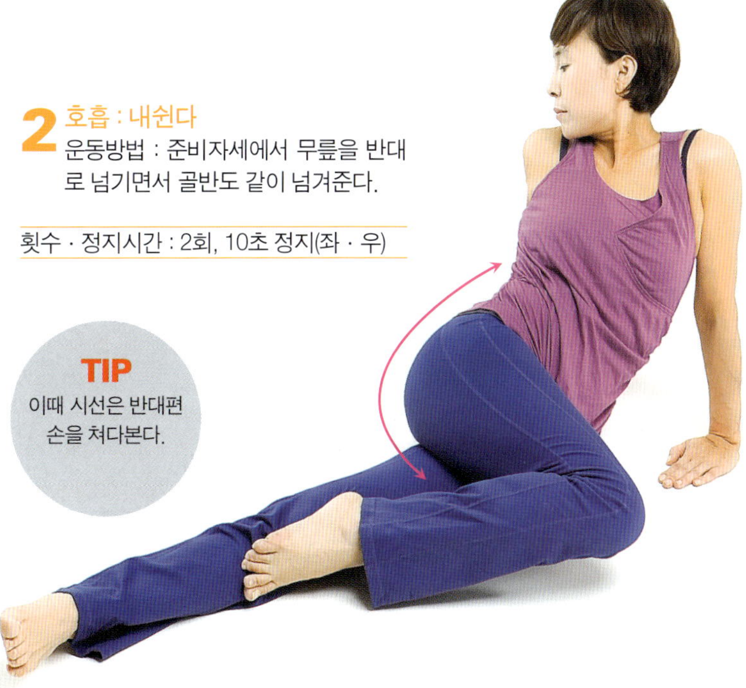

2 호흡 : 내쉰다
운동방법 : 준비자세에서 무릎을 반대
로 넘기면서 골반도 같이 넘겨준다.

횟수 · 정지시간 : 2회, 10초 정지(좌 · 우)

TIP
이때 시선은 반대편
손을 쳐다본다.

척추 스트레칭

집중부위(대상근육)
옆구리

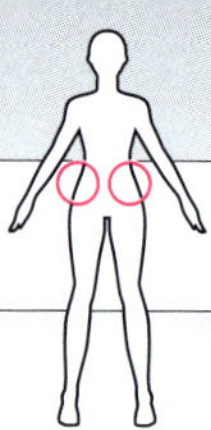

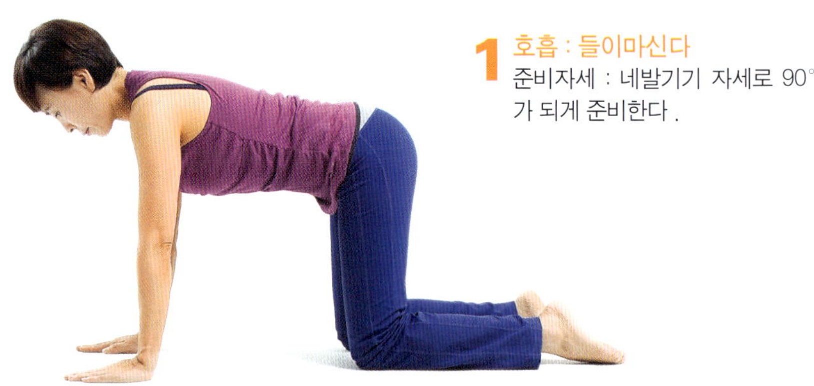

1 호흡 : 들이마신다
준비자세 : 네발기기 자세로 90°
가 되게 준비한다 .

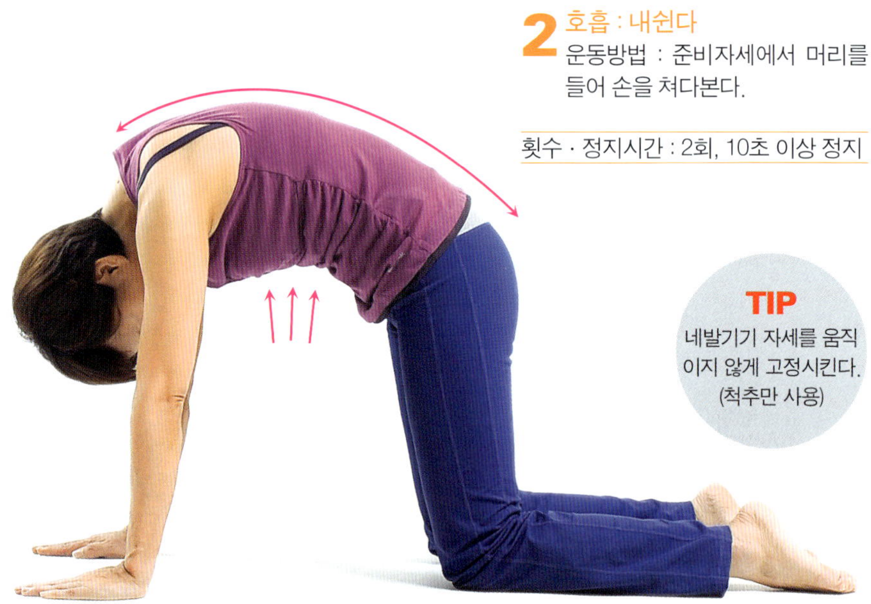

2 호흡 : 내쉰다
운동방법 : 준비자세에서 머리를
들어 손을 쳐다본다.

횟수 · 정지시간 : 2회, 10초 이상 정지

TIP
네발기기 자세를 움직
이지 않게 고정시킨다.
(척추만 사용)

척추 · 복직근 스트레칭

집중부위(대상근육)
척추 · 복직근

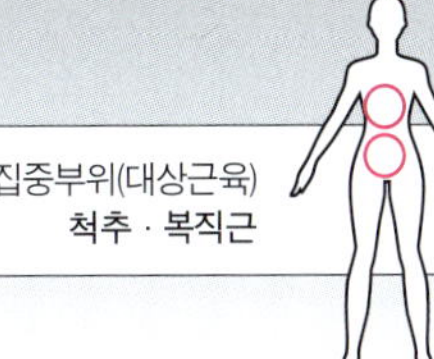

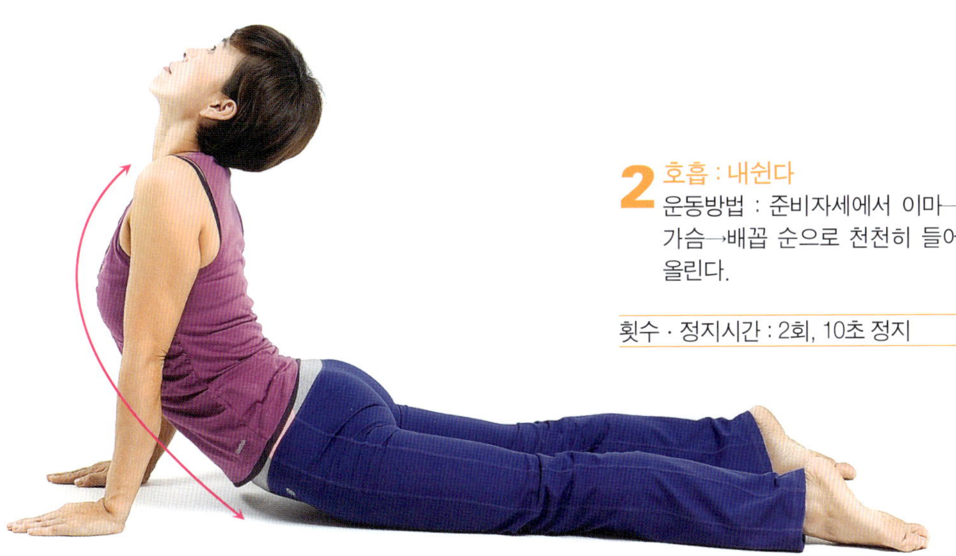

1 호흡 : 들이마신다
준비자세 : 누운 다음, 발을 어깨 넓이로 하고 양손을 가슴 옆에 붙여 두고 이마를 바닥에 둔다.

2 호흡 : 내쉰다
운동방법 : 준비자세에서 이마→가슴→배꼽 순으로 천천히 들어올린다.

횟수 · 정지시간 : 2회, 10초 정지

TIP
내려올 때 배꼽→가슴→이마 순으로 천천히 내려온다.

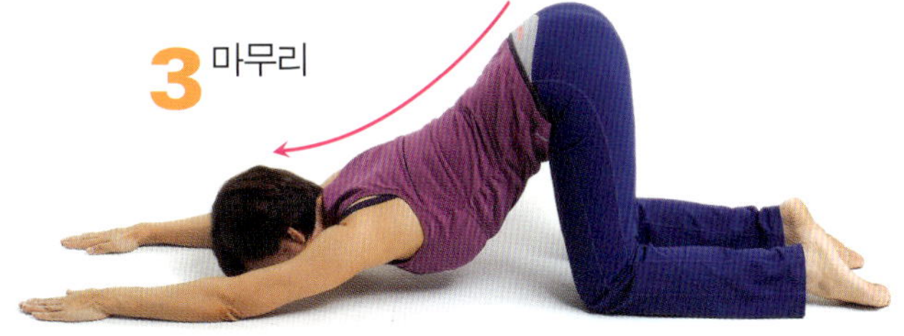

3 마무리

다리 들어올리기

집중부위(대상근육)
둔근(엉덩이)

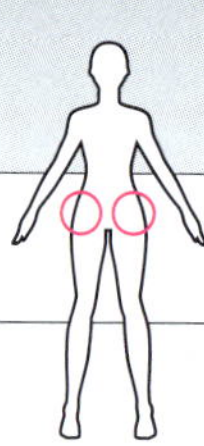

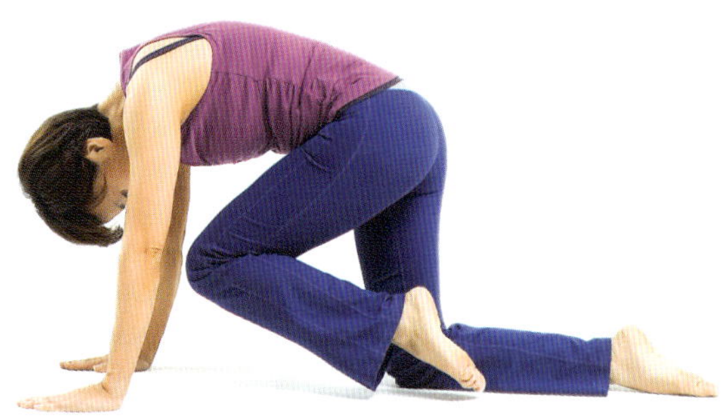

1 호흡 : 들이마신다
준비자세 : 네발기기 자세에서 한 쪽 무릎을 가슴 쪽으로 당겨 주고 머리를 아래로 하여 자연스럽게 모아 준다.

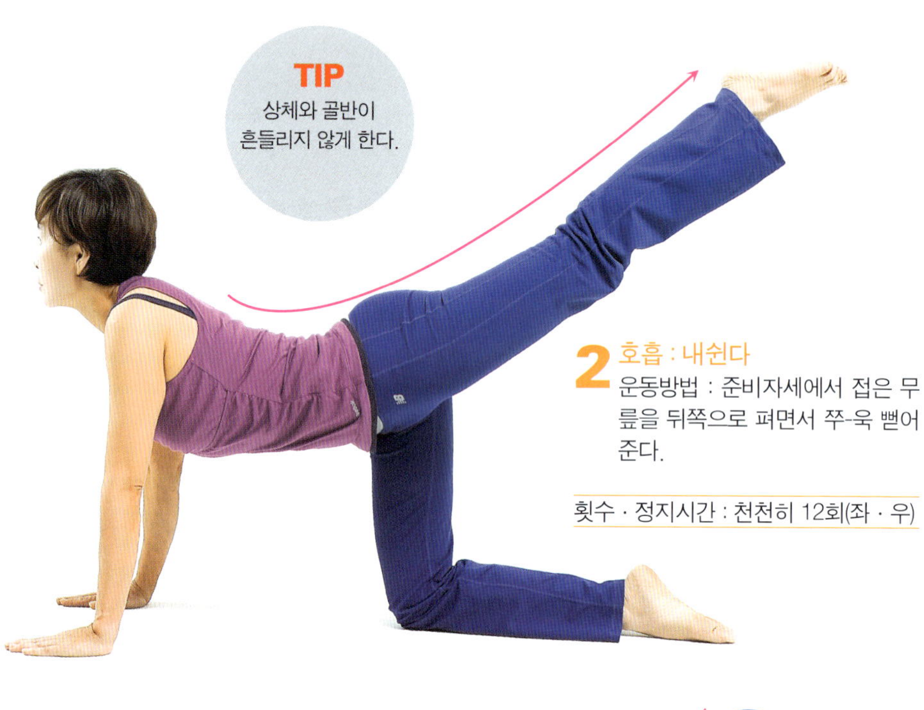

2 호흡 : 내쉰다
운동방법 : 준비자세에서 접은 무 릎을 뒤쪽으로 펴면서 쭈-욱 뻗어 준다.

횟수 · 정지시간 : 천천히 12회(좌 · 우)

3 마무리

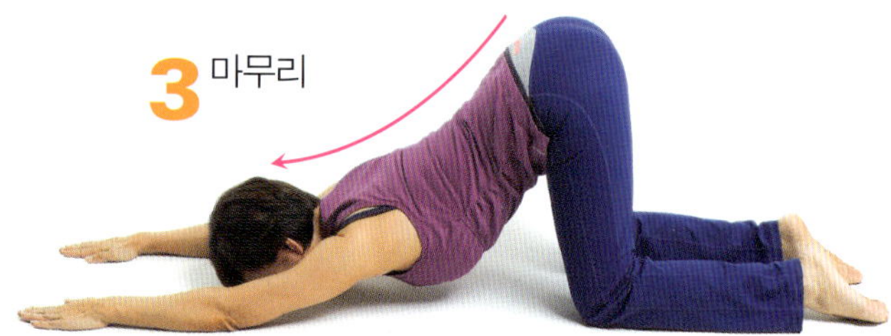

척추 기립근 스트레칭

집중부위(대상근육)
중심 강화(척추 기립근)

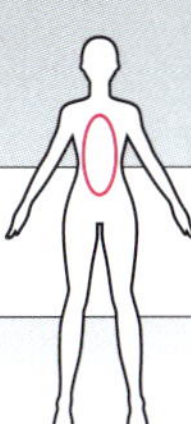

1 호흡 : 들이마신다
준비자세 : 네발기기 자세로 준비한다.

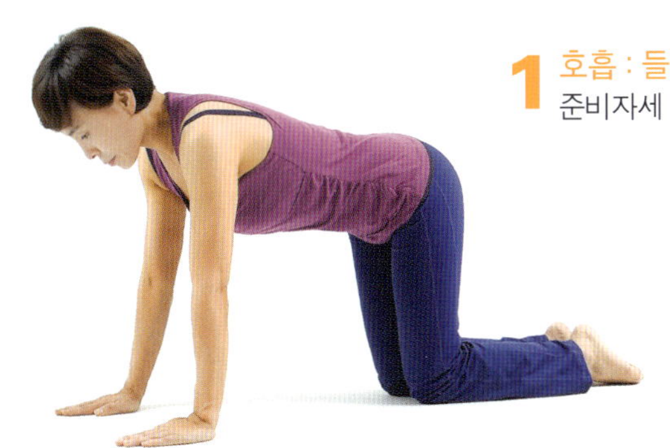

2 호흡 : 내쉰다
운동방법 : 준비자세에서 한 발을 들
어주고 반대편 손을 들어 일직선이
되게 쭉 뻗어 준다.

횟수 · 정지시간 : 2회, 10초 정지(좌 · 우)

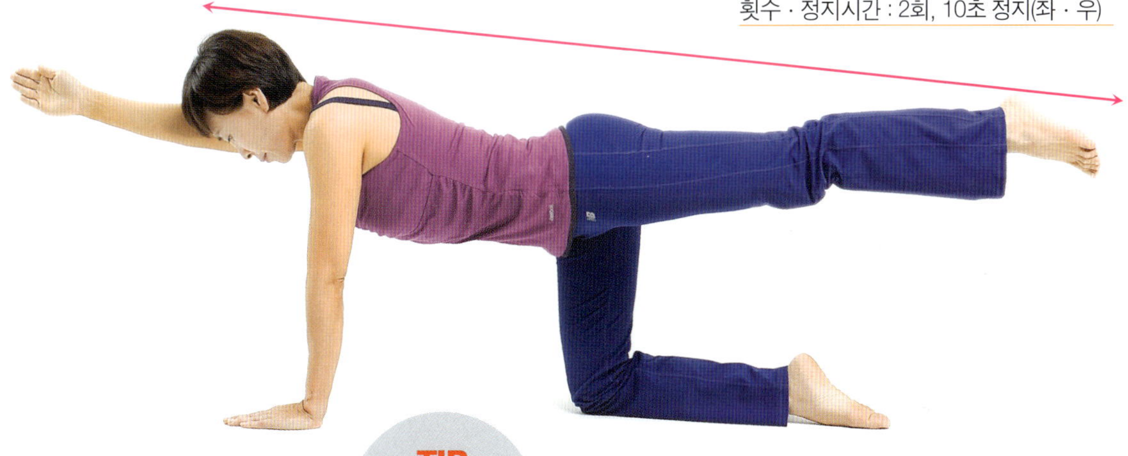

TIP
몸이 흔들리지
않게 집중한다.

3 마무리

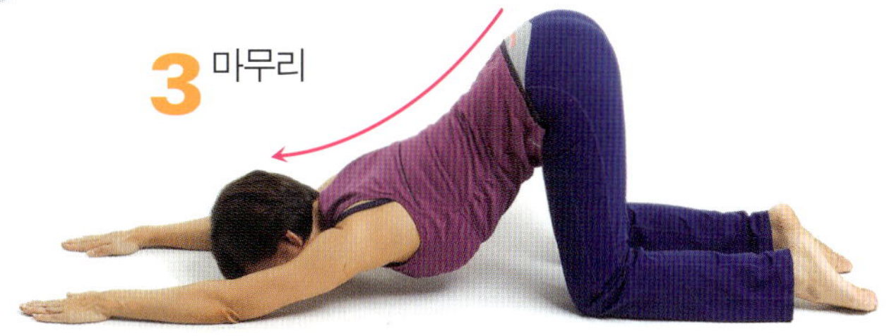

다리 앞쪽 · 등 스트레칭

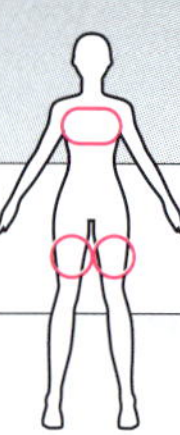

집중부위(대상근육)
허벅지 앞쪽 · 등

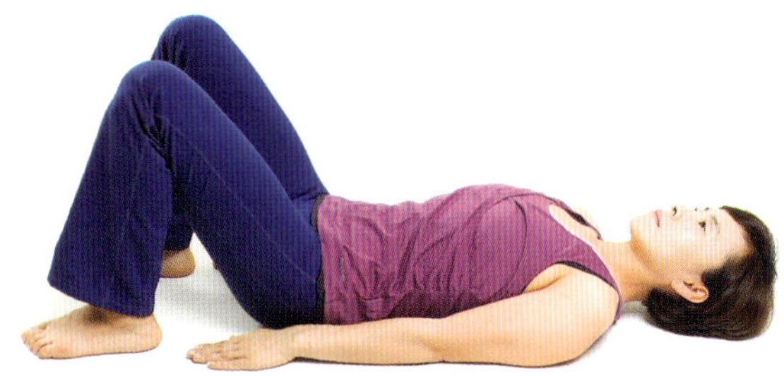

1 호흡 : 들이마신다
준비자세 : 누운 자세에서 무릎을 세워 발은 어깨 넓이로 11자로 한다.

TIP
무릎이 열리지 않고
11자를 유지한다.

2 호흡 : 내쉰다
운동방법 : 준비자세에서 양손을 엉덩이 옆에 두고 손바닥에 힘을 주어 엉덩이를 수축시키면서 천천히 위로 올려 준다.

횟수 · 정지시간 : 4회, 10초 정지

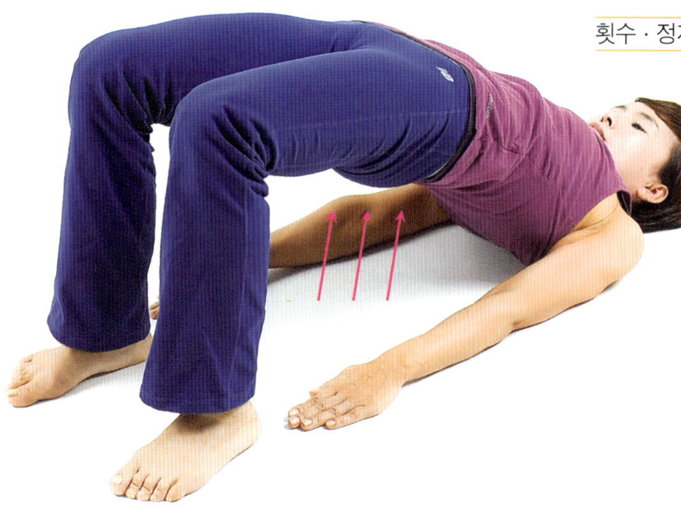

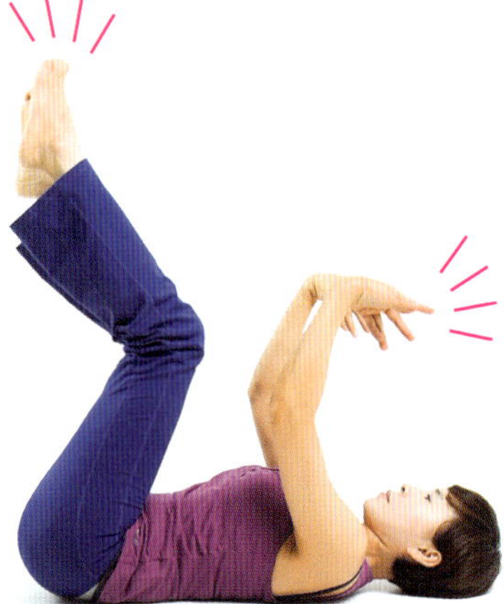

3 마무리 : 손, 발 털기
(1분 이상)

다리 측면 · 옆구리 스트레칭

집중부위(대상근육)
허벅지 측면 · 옆구리

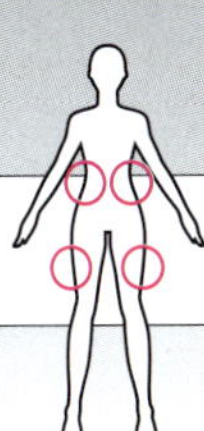

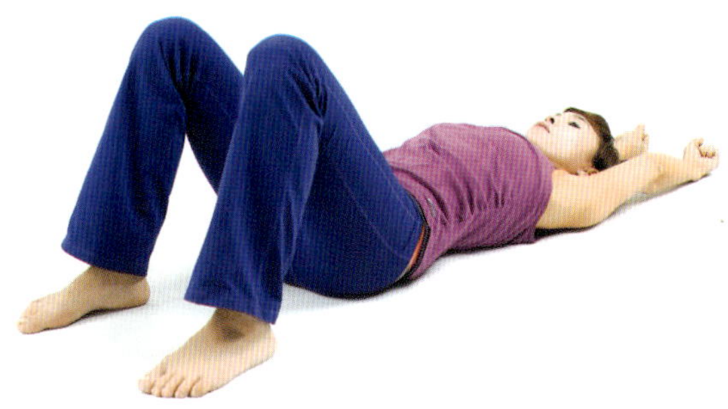

1 호흡 : 들이마신다
준비자세 : 무릎을 세워 양발을 어깨 넓
이로 하고 양손을 위로 쭈-욱 뻗어 준다.

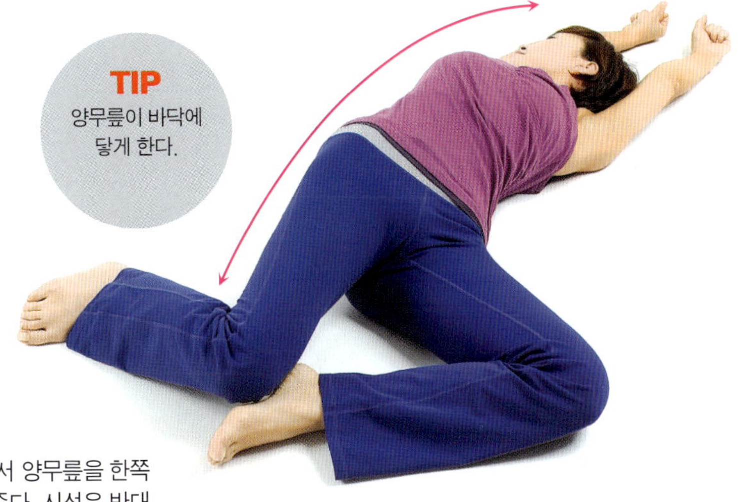

2 호흡 : 내쉰다
운동방법 : 준비자세에서 양무릎을 한쪽
방향으로 천천히 넘겨준다. 시선은 반대
쪽으로 본다.

횟수 · 정지시간 : 2회, 10초 정지(좌 · 우)

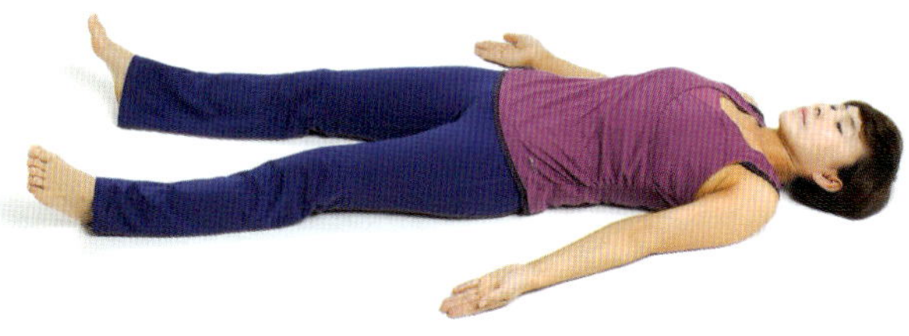

3 마무리

햄스트링(다리 뒤쪽) 스트레칭

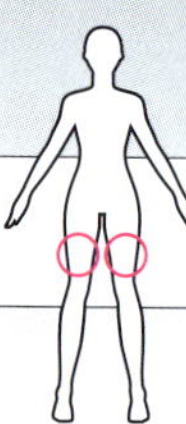

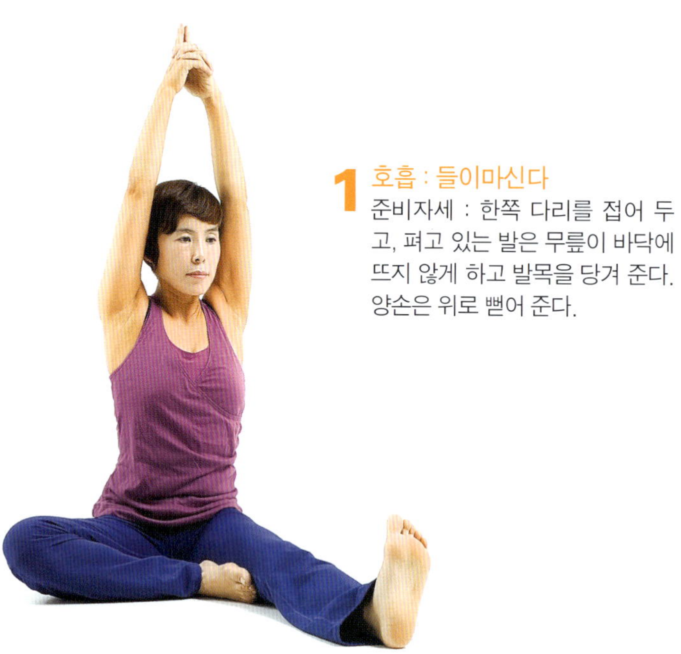

1 호흡 : 들이마신다
준비자세 : 한쪽 다리를 접어 두고, 펴고 있는 발은 무릎이 바닥에 뜨지 않게 하고 발목을 당겨 준다. 양손은 위로 뻗어 준다.

2 호흡 : 내쉰다
운동방법 : 준비자세에서 어깨 힘을 빼고 아래로 내려간다.

횟수 · 정지시간 : 2회, 10초 정지(좌 · 우)

TIP
무리하게 하지 않는다.

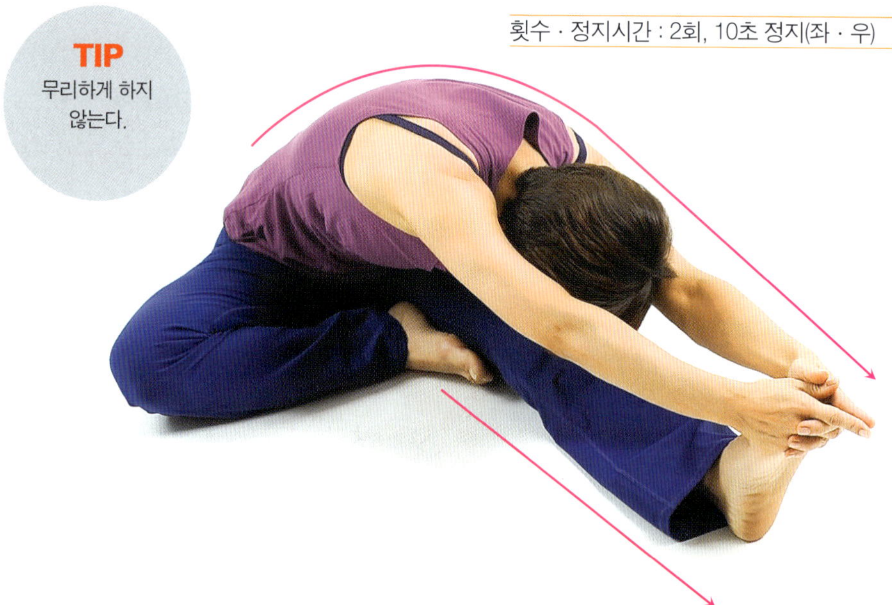

둔근 · 측면 스트레칭 1

집중부위(대상근육)
몸통 · 다리 뒤쪽

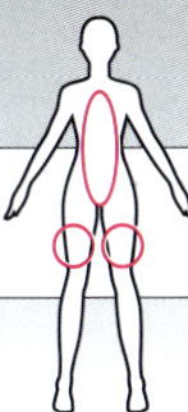

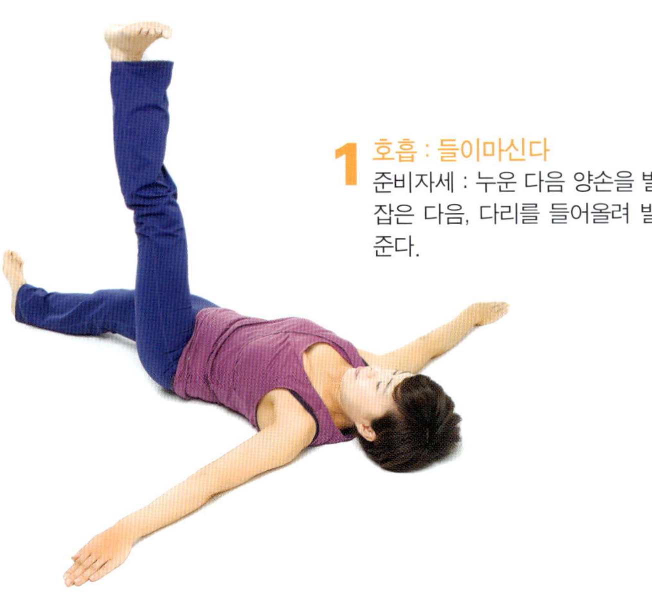

1 호흡 : 들이마신다
준비자세 : 누운 다음 양손을 벌려 바닥을 잡은 다음, 다리를 들어올려 발목을 당겨 준다.

TIP
손이 바닥에 뜨지 않게 한다.

2 호흡 : 내쉰다
운동방법 : 준비자세에서 다리와 골반을 반대쪽으로 넘겨준다. 이때 시선은 반대로 본다.

횟수 · 정지시간 : 2회, 10초 정지(좌 · 우)

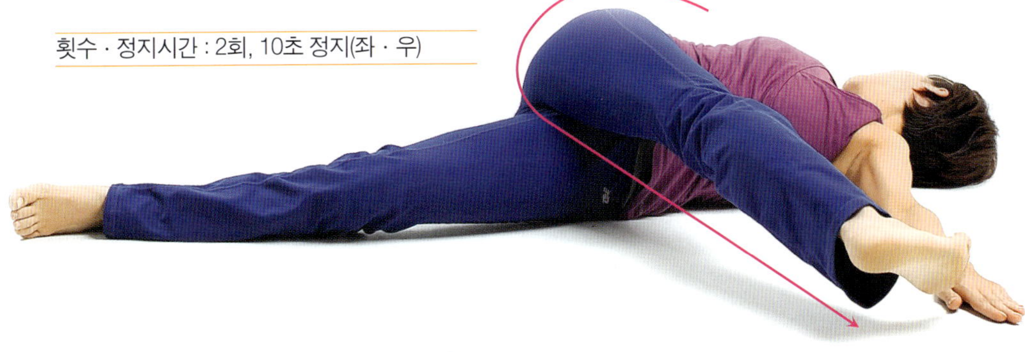

3 마무리

둔근 · 측면 스트레칭 2

집중부위(대상근육)
몸통

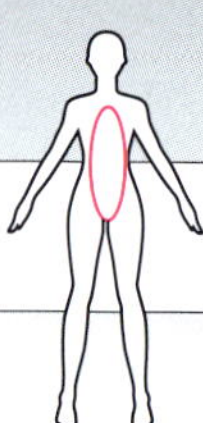

1 호흡 : 들이마신다
준비자세 : 누운 자세에서 양팔을 벌려 바닥에 두고 한 발을 무릎 위에 올려 준비한다.

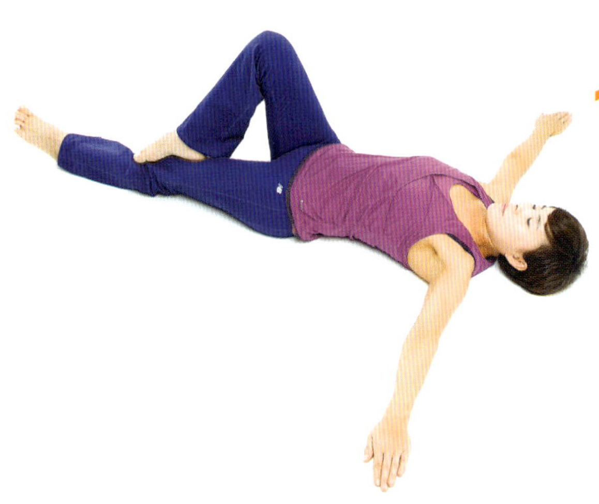

2 호흡 : 내쉰다
운동방법 : 준비자세에서 골반을 반대로 넘기면서 정지한다. 이때 시선은 반대로 한다.

횟수 · 정지시간 : 2회, 10초 정지(좌 · 우)

TIP
손바닥이 바닥에서 뜨지 않게 한다.

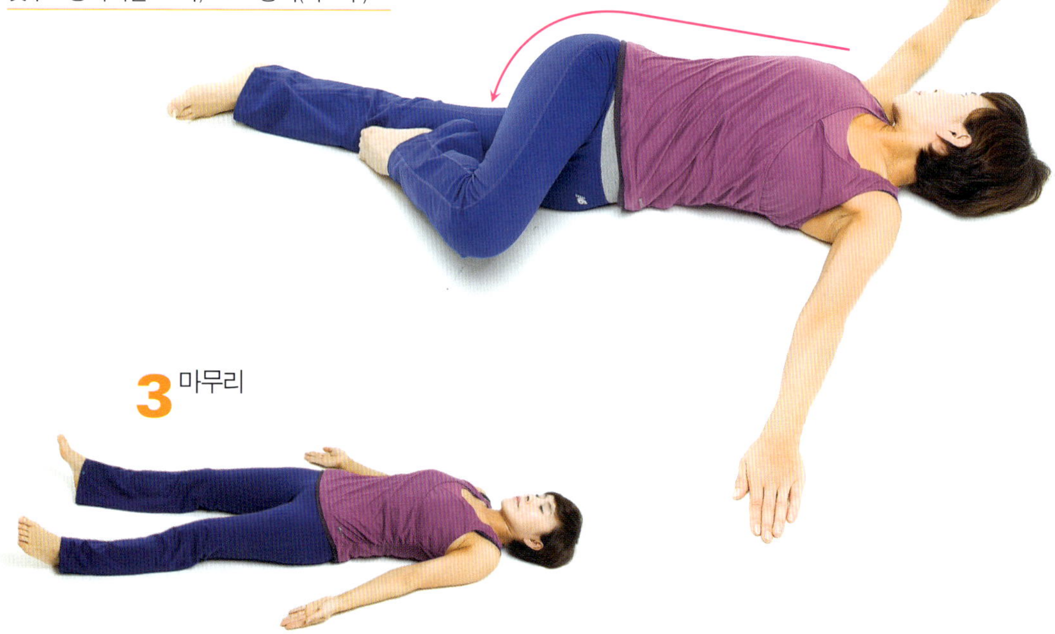

3 마무리

다리 안쪽 스트레칭

집중부위(대상근육)
다리 안쪽(내전근)

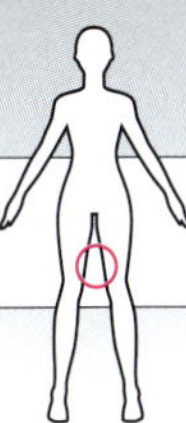

1 호흡 : 들이마신다
준비자세 : 등을 대고 누운 다음,
양발을 들어 모아 준다.

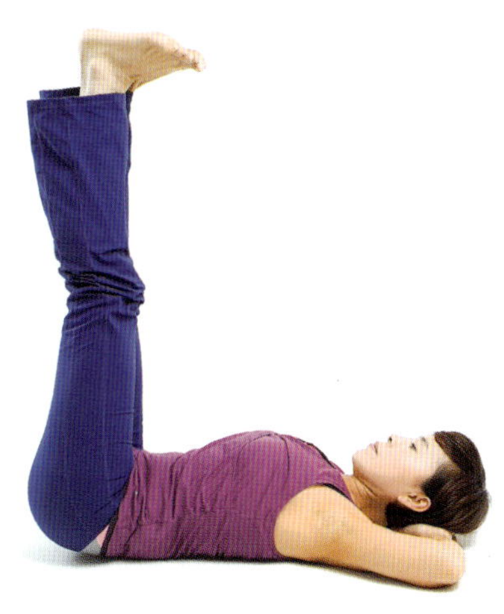

2 호흡 : 내쉰다
운동방법 : 준비자세에서 발목을
몸쪽으로 당겨 무릎을 편 다음, 천
천히 벌려 준다.

횟수 · 정지시간 : 2회 10초 정지

TIP
턱을 당겨 주고
상체에 힘이 들어가지
않게 한다.

3 마무리

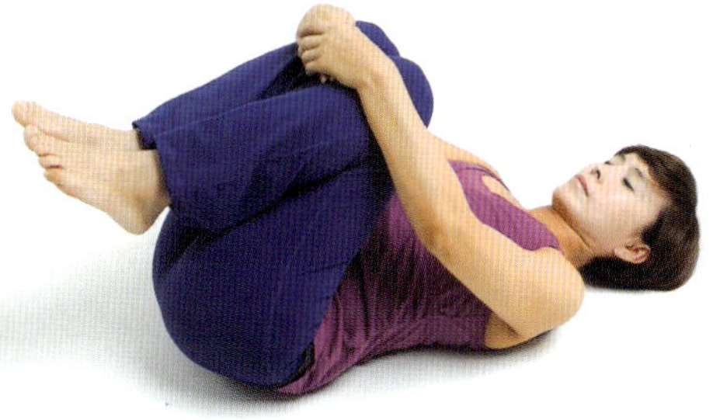

허벅지 스트레칭

집중부위(대상근육)
허벅지

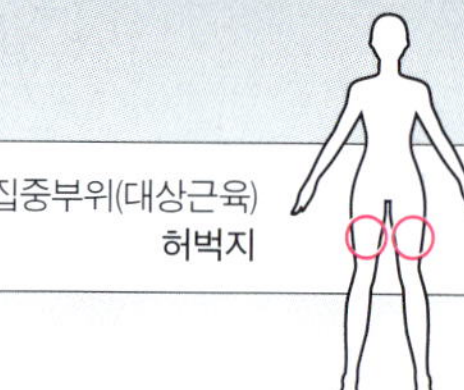

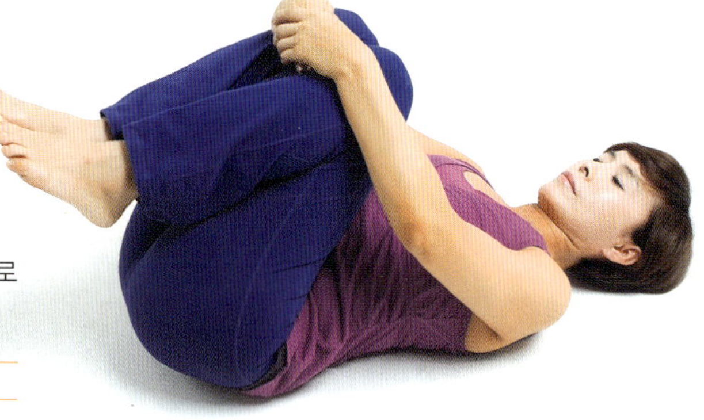

1 호흡 : 내쉰다
운동방법 : 바닥에 누워 한쪽 무릎을 상체 쪽으로 지긋이 당겨 준다.

횟수 · 정지시간 : 반복 2회, 10초 정지(좌 · 우)

TIP
턱을 당겨 무릎을 쳐다본다.

2 호흡 : 내쉰다
운동방법 : 양무릎을 접어 상체 쪽으로 지긋이 당겨 준다.

횟수 · 정지시간 : 2회, 10초 정지

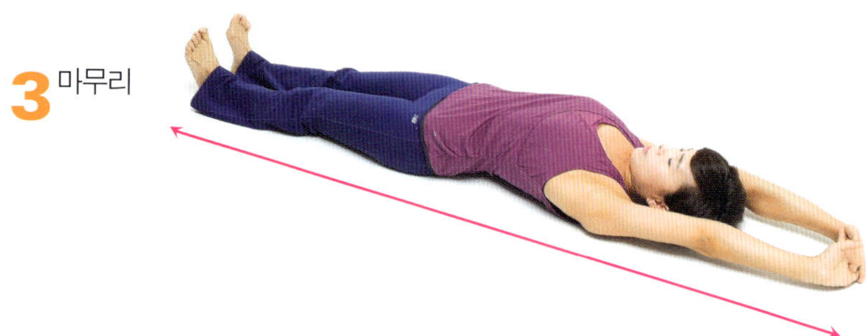

3 마무리

복부 · 햄스트링^(다리 위쪽) 스트레칭

집중부위(대상근육)
복부 · 햄스트링(다리 위쪽)

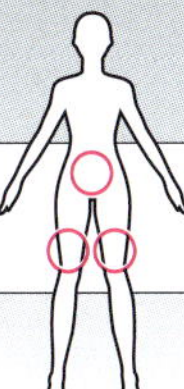

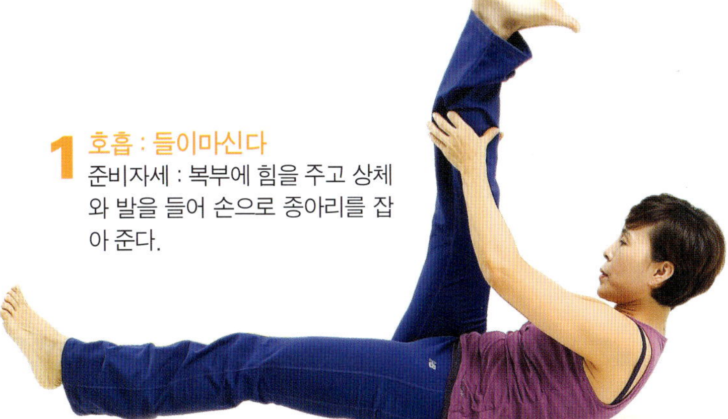

1 호흡 : 들이마신다
준비자세 : 복부에 힘을 주고 상체와 발을 들어 손으로 종아리를 잡아 준다.

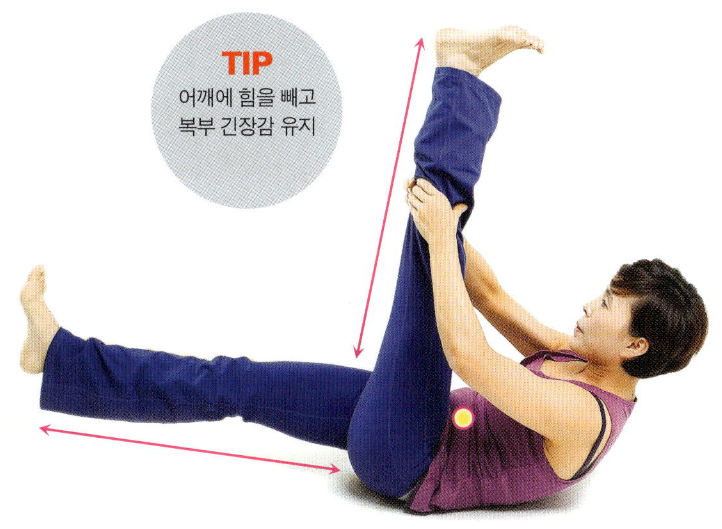

2 호흡 : 내쉰다
운동방법 : 준비자세에서 발목을 당겨 무릎이 접히지 않게 하고 복부에 긴장감을 유지하면서 발을 바꾼다.

횟수 · 정지시간 : 2회, 10초 정지(좌 · 우)

3 마무리

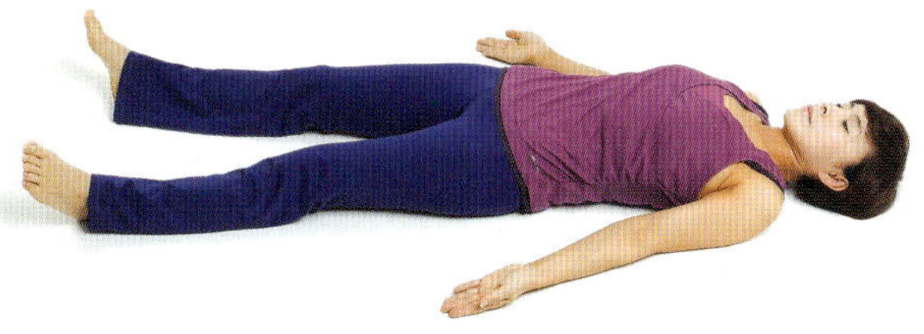

어깨 · 경추 스트레칭

집중부위(대상근육)
어깨 · 경추

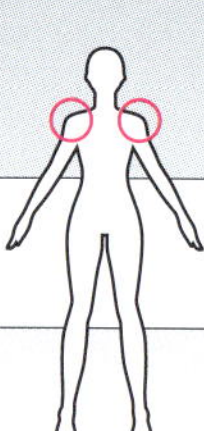

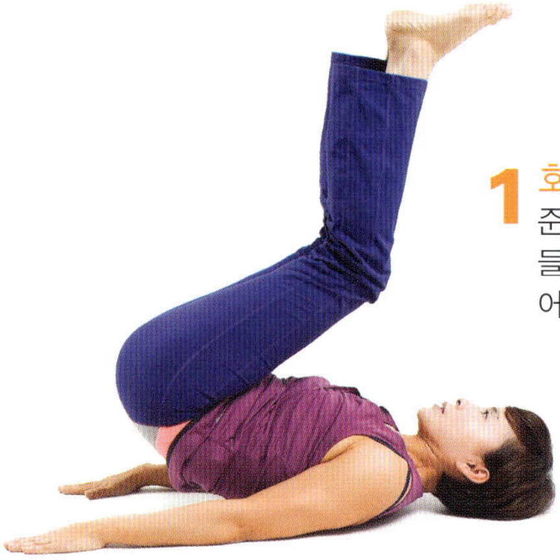

1 호흡 : 들이마신다
준비자세 : 누운 자세에서 양발을 들고 손바닥에 힘을 주어 다리를 들어올린다.

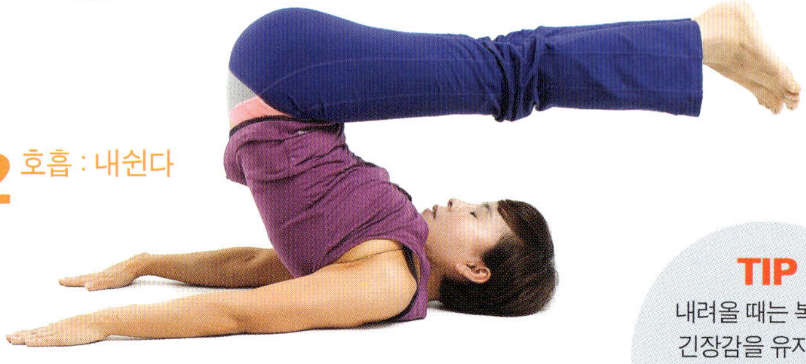

2 호흡 : 내쉰다

TIP
내려올 때는 복부에 긴장감을 유지하고 척추 마디가 바닥에 도장을 찍듯이 천천히 내려온다.

3 호흡 : 자연스럽게 호흡
운동방법 : 준비자세에서 들어올린 발을 천천히 머리 위로 넘겨준다. 시선은 턱을 당겨 가슴을 쳐다본다.

횟수 · 정지시간 : 2회, 30초 정지

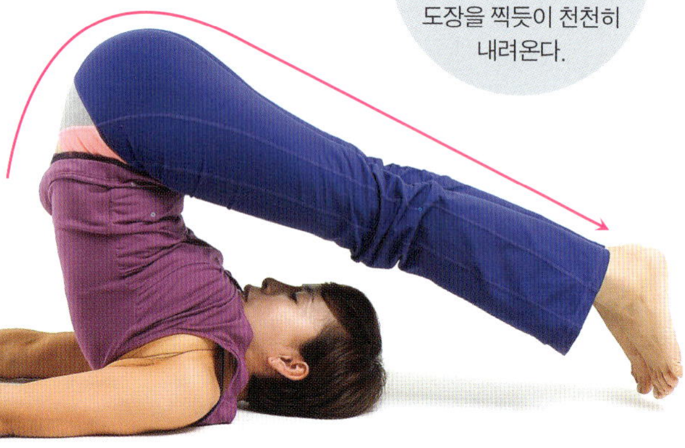

4 마무리

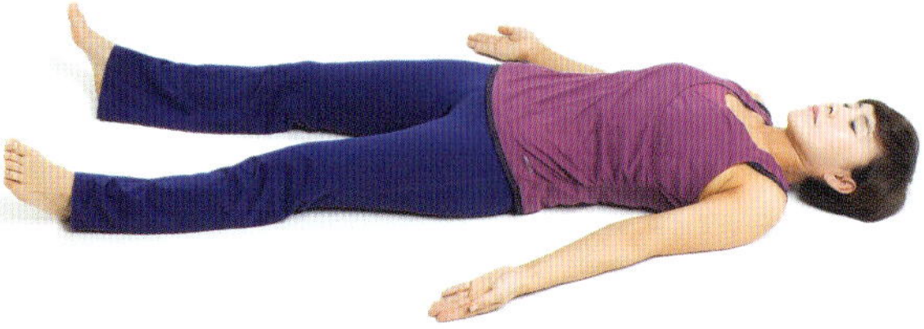

허벅지 · 어깨 · 복부 스트레칭

집중부위(대상근육)
허벅지 · 어깨 · 복부

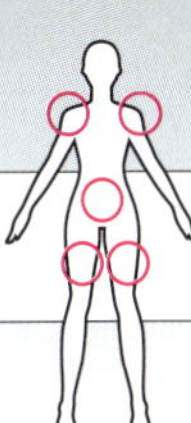

1 호흡 : 들이마신다
준비자세 : 엎드려 누워 양손으로 발목
이나 발등을 잡은 다음, 이마를 바닥에
둔다.

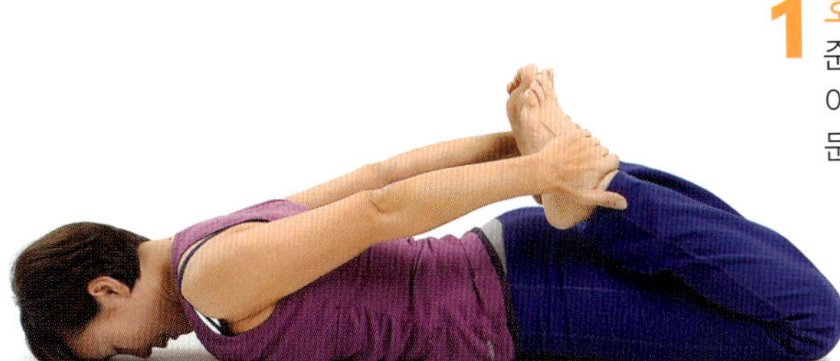

TIP
시선을 아래로 하여
밸런스를 유지한다.

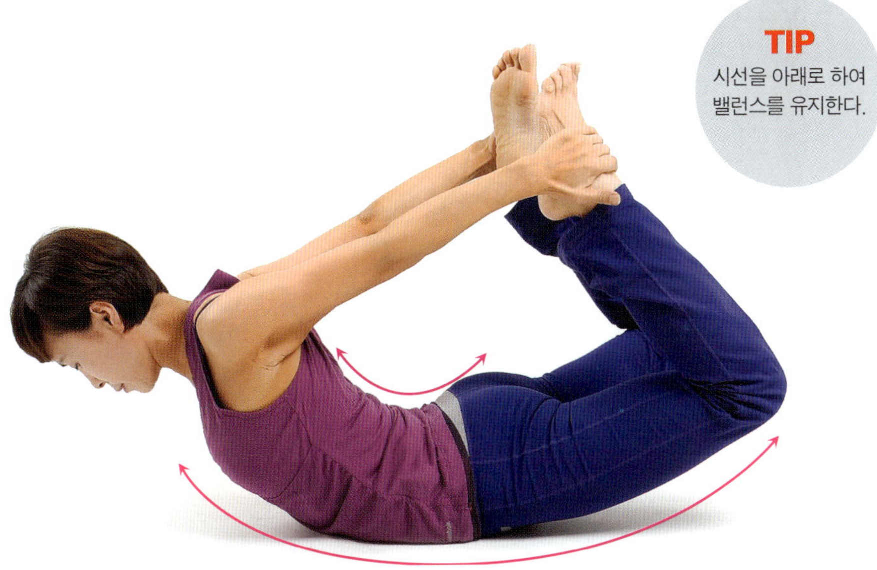

2 호흡 : 내쉰다
운동방법 : 준비자세에서 호흡을 들이마
시면서 손과 발을 동시에 올려 준다.

횟수 · 정지시간 : 4회, 10초 정지

집중부위(대상근육)
목

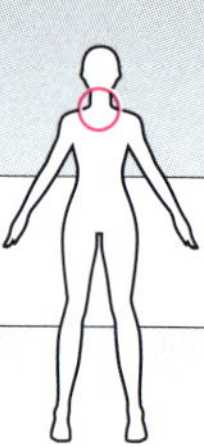

목 스트레칭

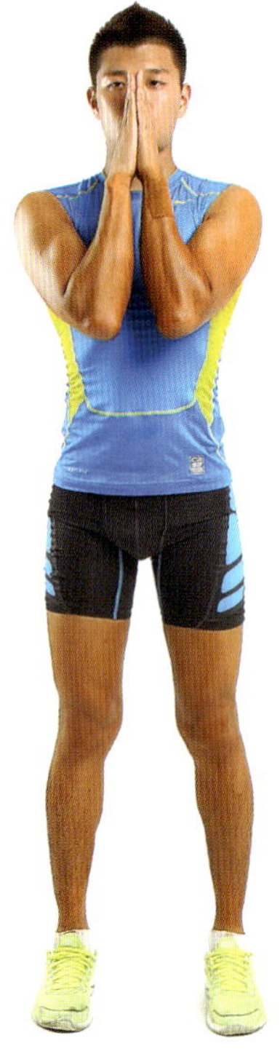

1 호흡 : 들이마신다
준비자세 : 엄지로 턱 아래에 닿게
한 다음, 팔꿈치를 모아 준다.

TIP
시선은 위로 본다.

2 호흡 : 내쉰다
운동방법 : 팔꿈치를 위로 들어 머
리를 뒤로 넘긴다.

횟수 · 정지시간 : 2회, 10초 정지

견갑골 스트레칭

집중부위(대상근육)
어깨(견갑골)

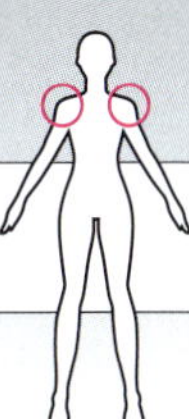

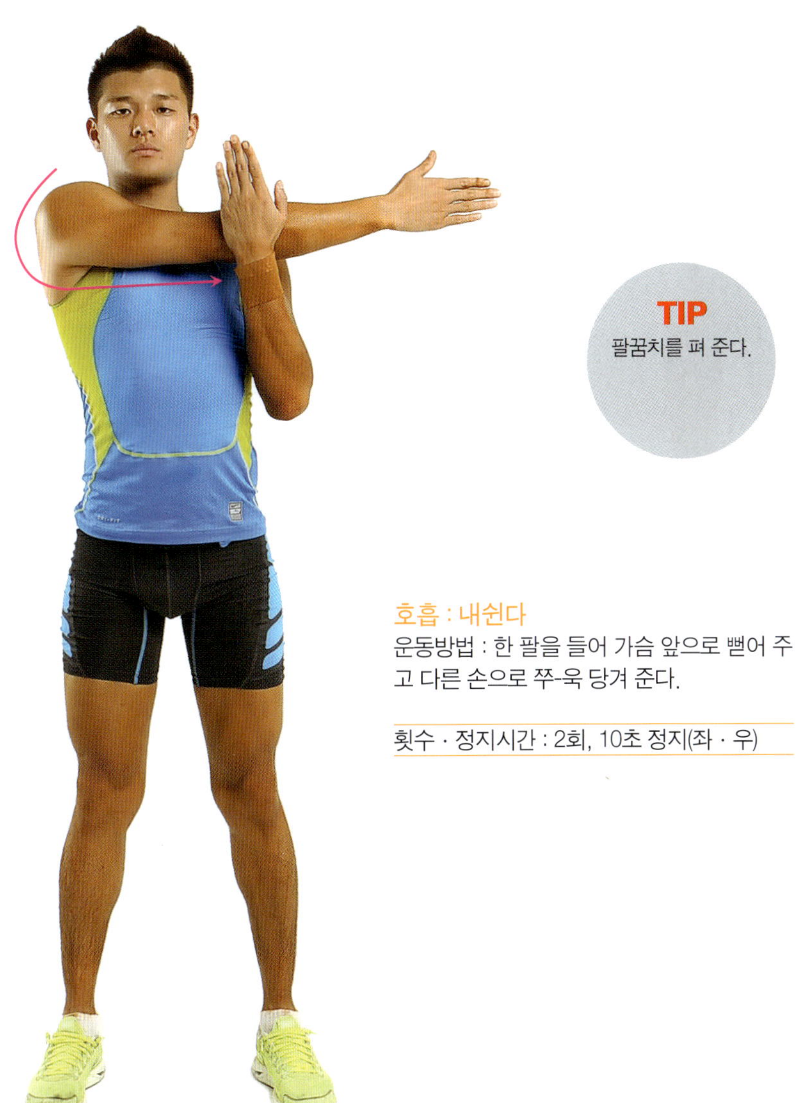

TIP
팔꿈치를 펴 준다.

호흡 : 내쉰다
운동방법 : 한 팔을 들어 가슴 앞으로 뻗어 주고 다른 손으로 쭈-욱 당겨 준다.

횟수 · 정지시간 : 2회, 10초 정지(좌 · 우)

어깨 스트레칭

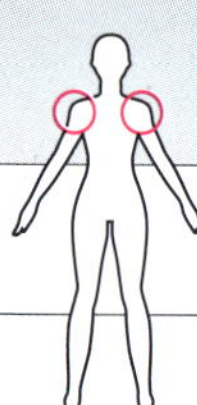

집중부위(대상근육)
어깨

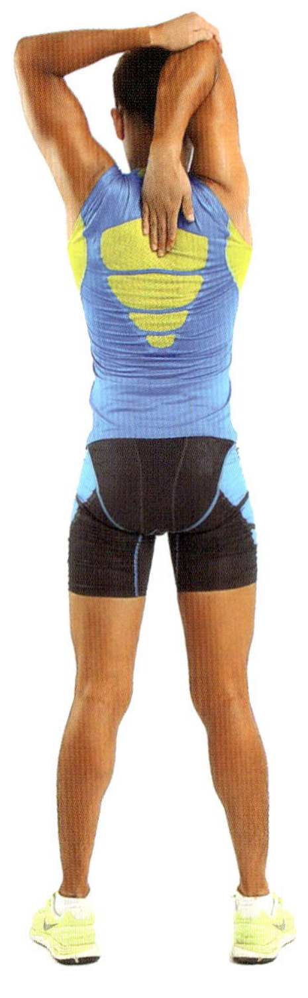

1 호흡 : 들이마신다
준비자세 : 한 손은 등 뒤로 접어 넘기고 한 손으로 팔꿈치를 잡는다.

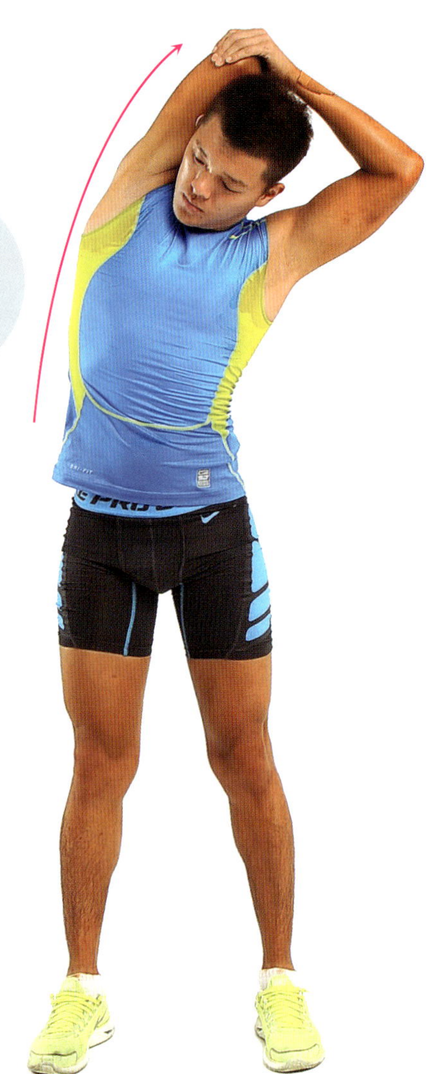

2 호흡 : 내쉰다
운동방법 : 준비자세에서 팔꿈치를 지긋이 당겨 준다.

횟수 · 정지시간 : 2회, 10초 정지(좌 · 우)

햄스트링(엉덩이 뒤쪽) 스트레칭

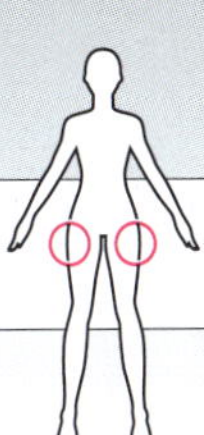

집중부위(대상근육)
엉덩이 뒤쪽(햄스트링)

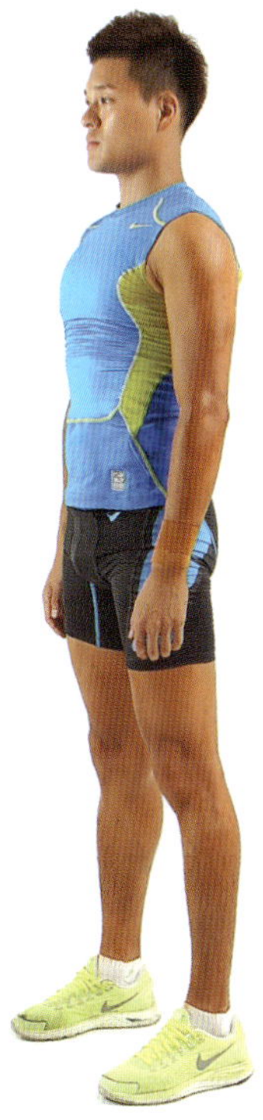

1 호흡 : 들이마신다
준비자세 : 골반 넓이로 발은 11자로 준비한다.

TIP
등을 펴 준다.

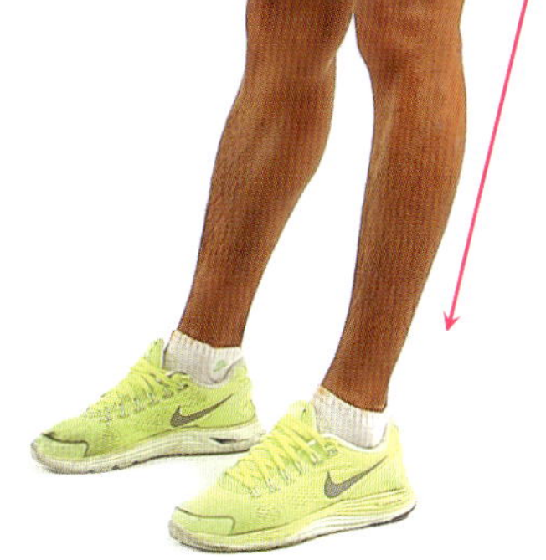

2 호흡 : 내쉰다
운동방법 : 엉덩이를 뒤로 빼면서 무릎을 펴고 손을 앞으로 뻗어 준다. 시선은 손끝을 쳐다본다.

횟수 · 정지시간 : 2회, 10초 정지

햄스트링(엉덩이 뒤쪽) · 어깨 스트레칭

집중부위(대상근육)
엉덩이 뒤쪽 · 어깨

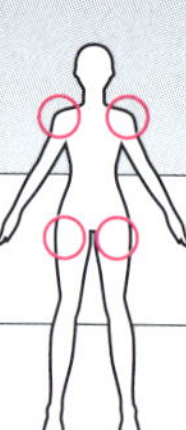

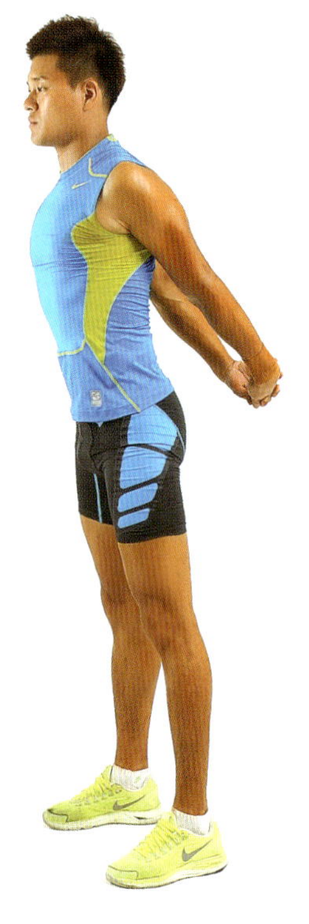

1 호흡 : 들이마신다
준비자세 : 골반 넓이로 선 다음
양손을 등 뒤에서 깍지를 낀다.

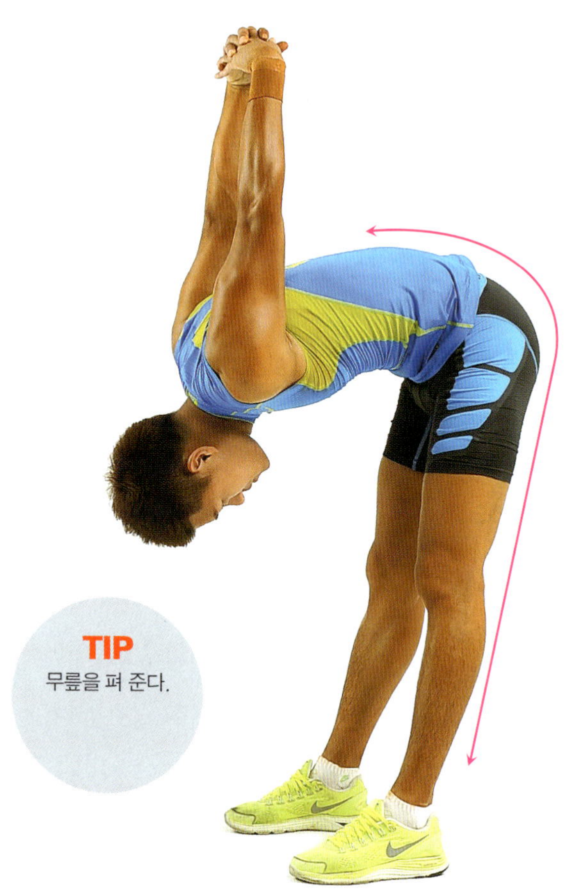

2 호흡 : 내쉰다
운동방법 : 준비자세에서 상체를 숙여
팔을 올려 준다. 시선은 아래로 본다.

횟수 · 정지시간 : 2회, 10초 정지

경추 스트레칭

집중부위(대상근육)
경추

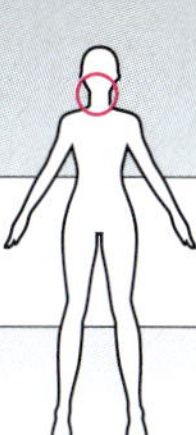

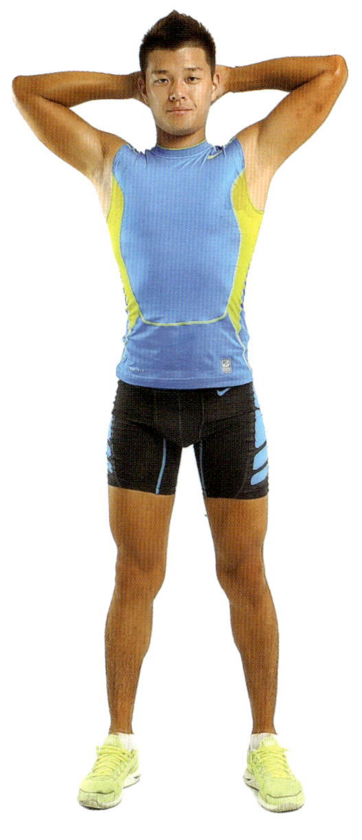

1 호흡 : 들이마신다
준비자세 : 양손을 머리 뒤로 하여 깍지 끼고 팔꿈치를 펴 준다.

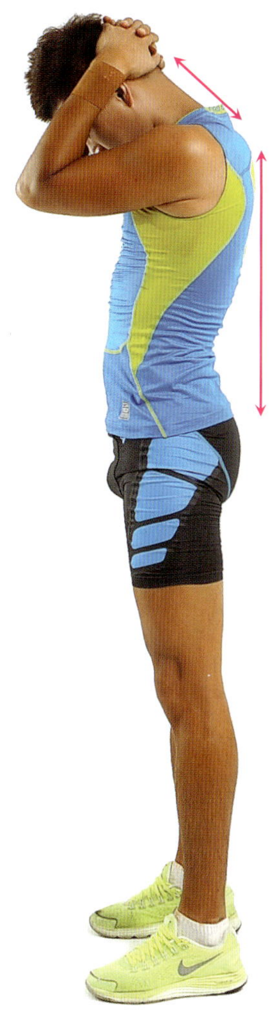

2 호흡 : 내쉰다
운동방법 : 준비자세에서 팔꿈치를 모으며 팔의 무게를 이용하여 아래로 지긋이 눌러준다. 시선은 아래로 본다.

횟수 · 정지시간 : 2회, 10초 정지

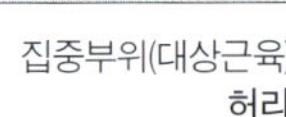

집중부위(대상근육)
허리

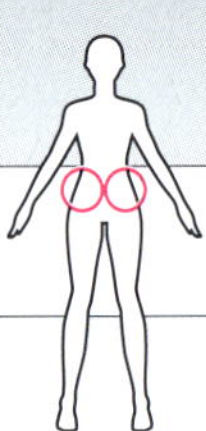

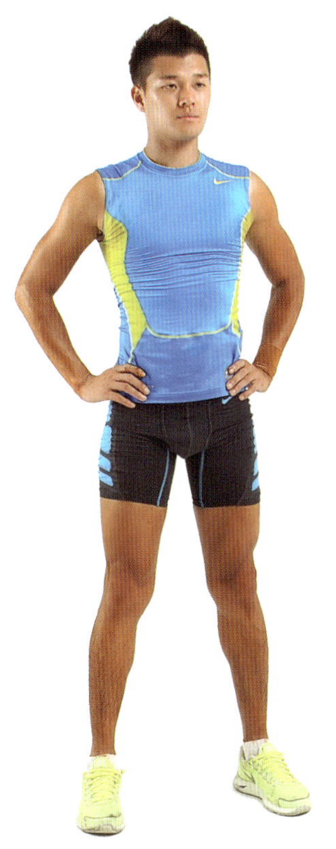

TIP
무리하지 않는다.

1 호흡 : 들이마신다
준비자세 : 발을 골반 넓이로 하고 양
손을 허리 위로 올려 준비한다.

2 호흡 : 내쉰다
운동방법 : 준비자세에서 복부와 허리에 긴
장을 유지하면서 상체를 뒤로 넘겨준다.

횟수 · 정지시간 : 2회, 10초 정지

옆구리 스트레칭

집중부위(대상근육)
옆구리(외복사근)

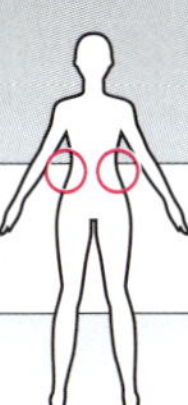

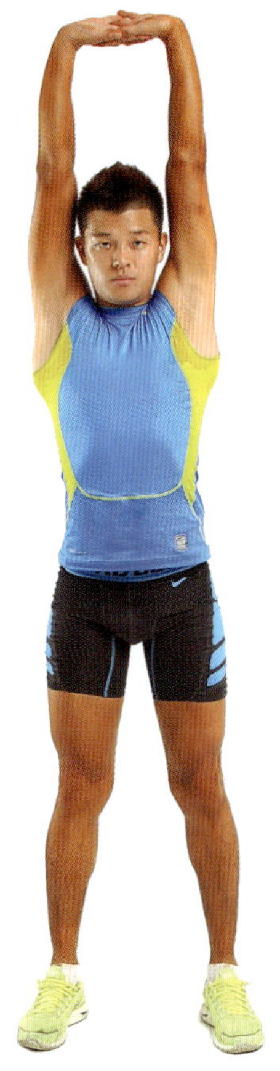

1 호흡 : 들이마신다
준비자세 : 양손으로 깍지 끼고 위로
쭈-욱 끌어당긴다.

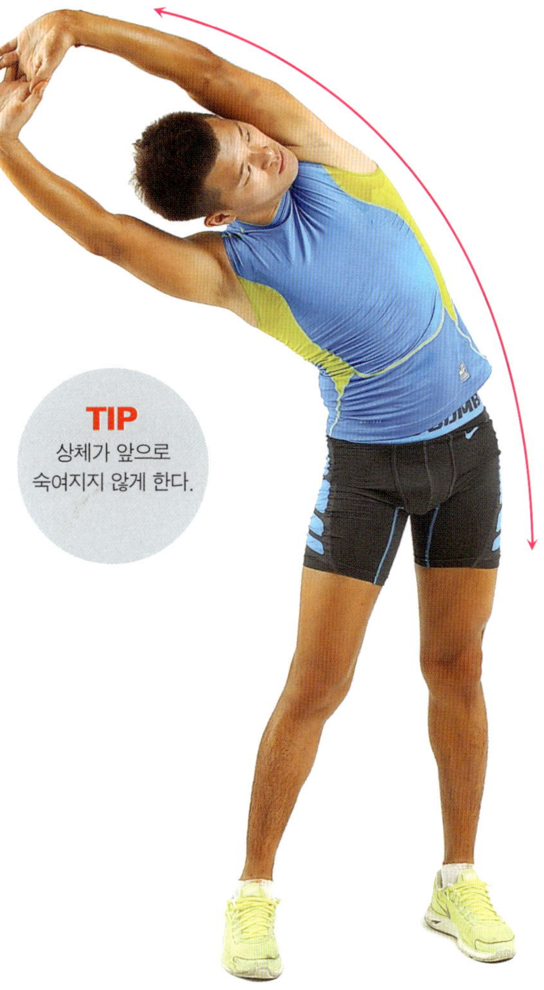

2 호흡 : 내쉰다
운동방법 : 준비자세에서 한쪽 방향으로
넘겨 옆구리를 쭉 늘려 준다.

횟수 · 정지시간 : 2회, 10초 정지

햄스트링 · 등 스트레칭

집중부위(대상근육)
다리 뒤쪽 · 등

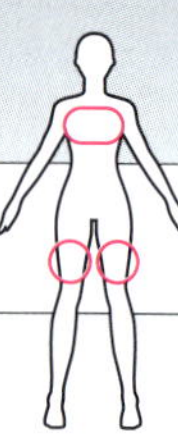

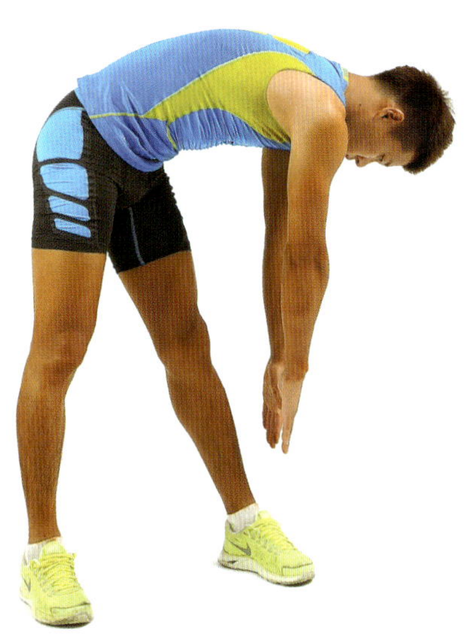

1 호흡 : 들이마신다
준비자세 : 양발을 넓게 벌려 바로
선 다음 한쪽 방향으로 몸통을 틀어
내려간다.

2 호흡 : 내쉰다
운동방법 : 준비자세에서 발목을 잡고
허리를 숙여 쭈-욱 끌어당긴다.

횟수 · 정지시간 : 2회, 10초 정지(좌 · 우)

TIP
무릎을 펴 준다.

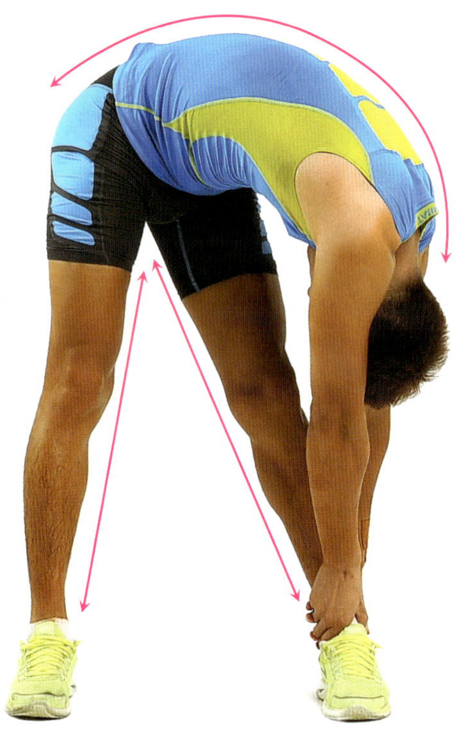

측면(외복사근) 스트레칭

집중부위(대상근육)
옆구리(외복사근)

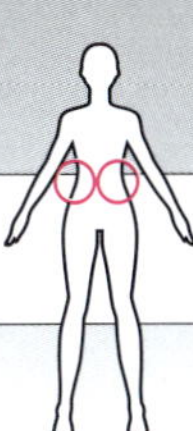

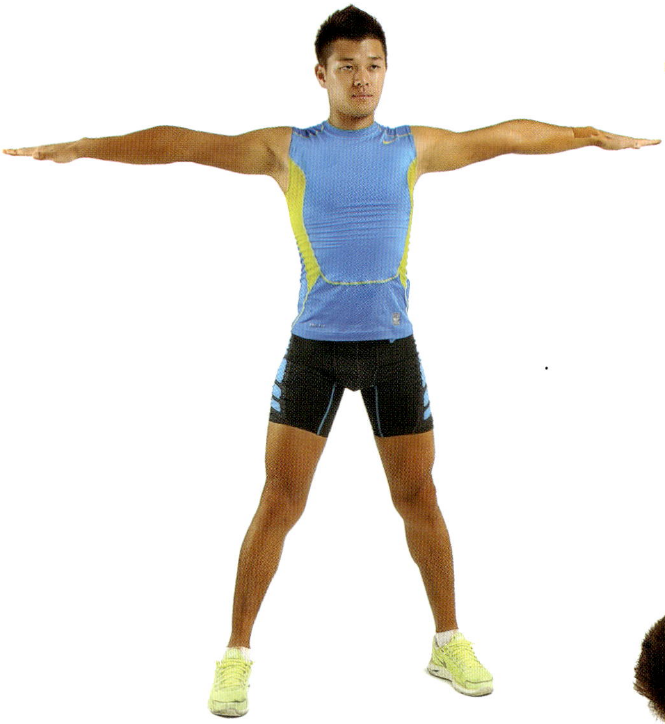

1 호흡 : 들이마신다
준비자세 : 양발을 넓게 벌려 선 다음 양손을
벌려 준비한다.

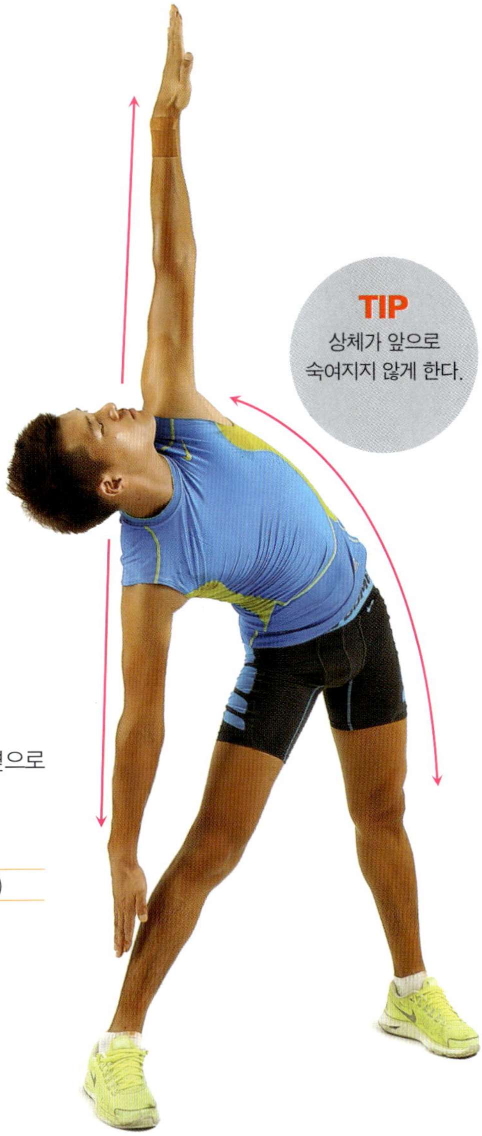

TIP
상체가 앞으로
숙여지지 않게 한다.

2 호흡 : 내쉰다
운동방법 : 준비자세에서 상체를 옆으로
내려간다.
시선은 위로 올라간 손을 쳐다본다.

횟수 · 정지시간 : 2회, 10초 정지(좌 · 우)

햄스트링(다리 뒤쪽) · 상체 스트레칭

집중부위(대상근육)
전신(상체 · 다리 뒤쪽)

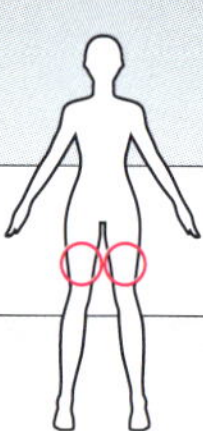

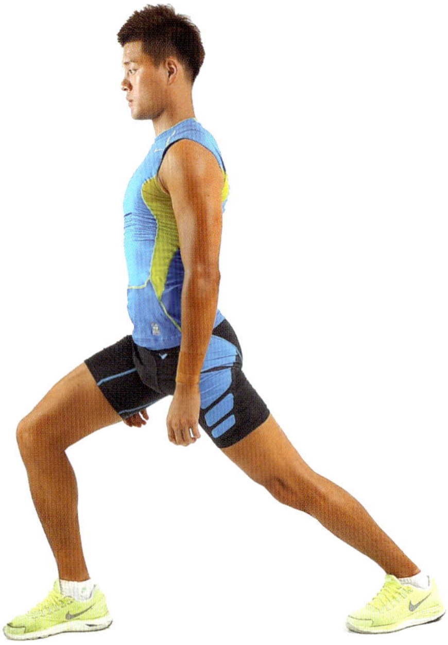

1 호흡 : 들이마신다
준비자세 : 양발을 넓게 직선으로 선 다음 한쪽 무릎을 접어 준비한다.

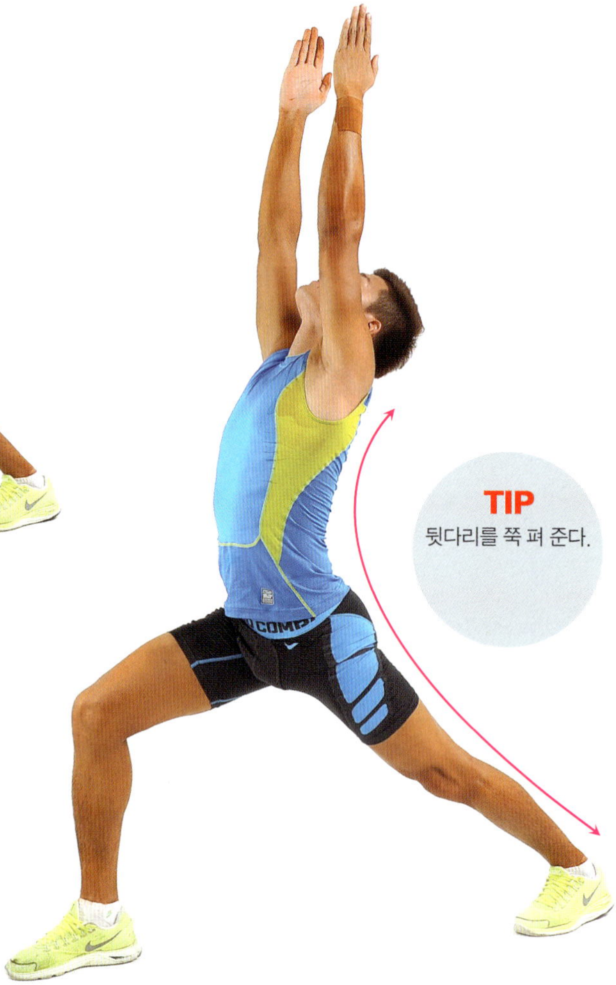

TIP
뒷다리를 쭉 펴 준다.

2 호흡 : 내쉰다
운동방법 : 준비자세에서 양손을 뻗어 위로 올려 손끝을 쳐다본다.

횟수 · 정지시간 : 2회, 10초 정지(좌 · 우)

척추 스트레칭

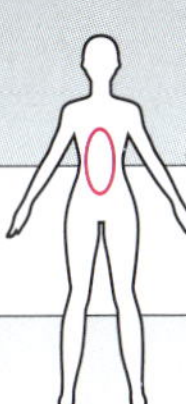

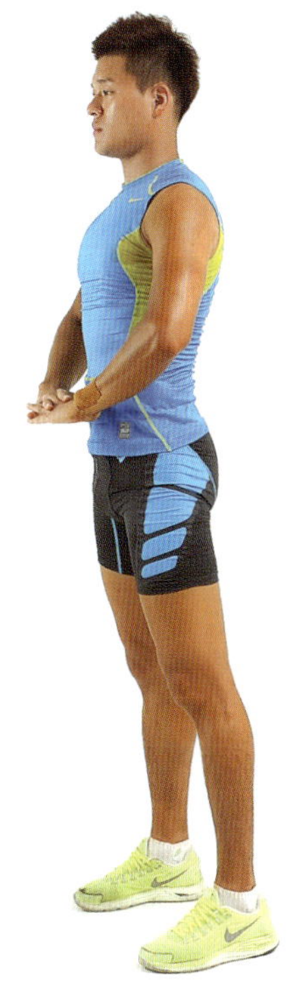

1 호흡 : 들이마신다
준비자세 : 골반 넓이로 선 다음,
양손을 깍지 끼고 준비한다.

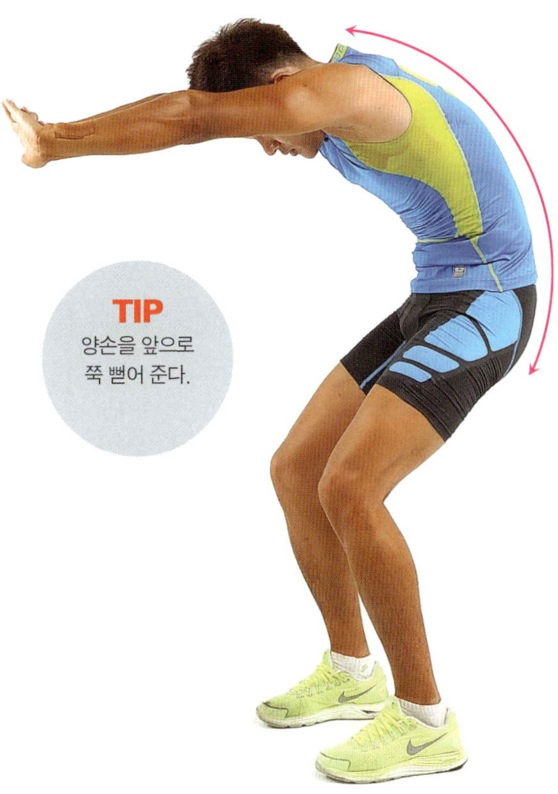

2 호흡 : 내쉰다
운동방법 : 준비자세에서 무릎을 살짝
접어 머리를 숙여 배꼽을 보면서 등을
말아 준다.

횟수 · 정지시간 : 2회, 10초 정지

짐볼을 활용하기에 따라서 유연성 스트레칭
을 할 수도 있고, 특히 척추와 중심 강화(허
리) 근력을 강화시킬 수 있다. 덤벨보다 낮은
강도로 신체에 무리를 주지 않고 재미있게
할 수 있다.

STEP 3

짐볼아 놀자!

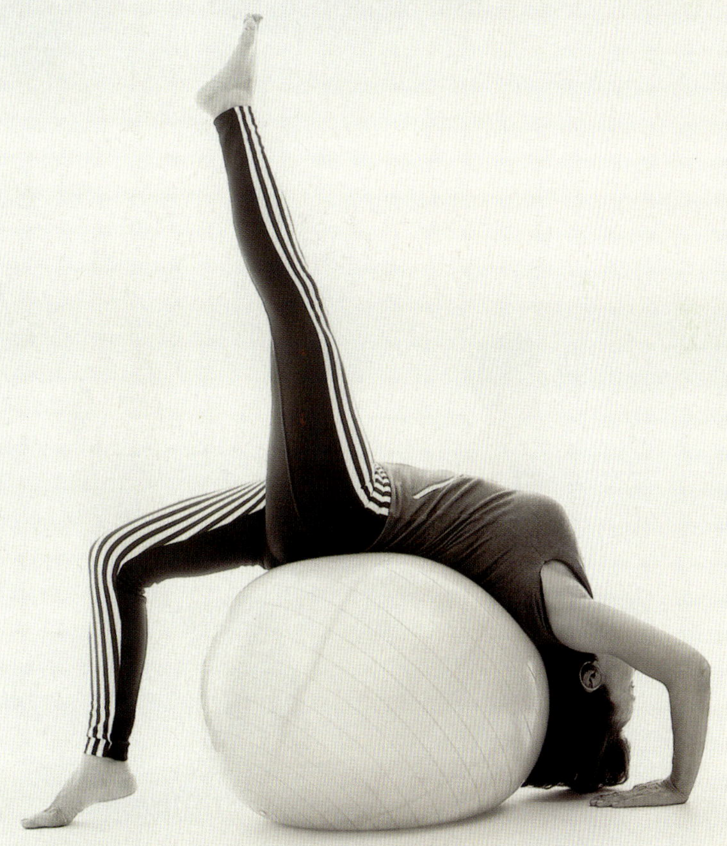

집중부위(대상근육)
전신 몸풀기

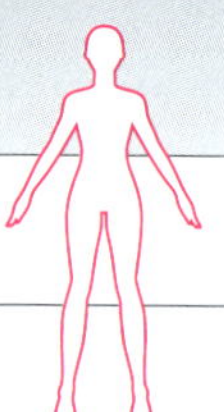

1 호흡 : 자연스럽게
운동방법 : 짐볼 위에 엉덩이를 꾹 눌러 주고 허리를 펴고 앉는다. 바운스를(앉았다 일어서기) 하면서 손뼉치기

횟수 : 30회

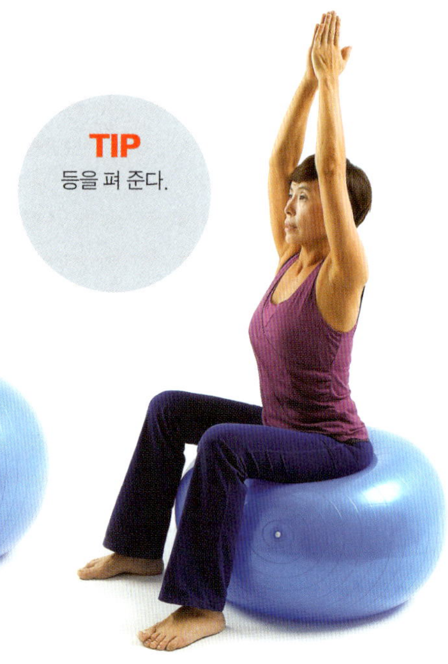

2 호흡 : 자연스럽게
운동방법 : 짐볼 위에 엉덩이를 꾹 눌러 주고 몸통을 틀어 몸을 풀어 준다.

횟수 : 30회

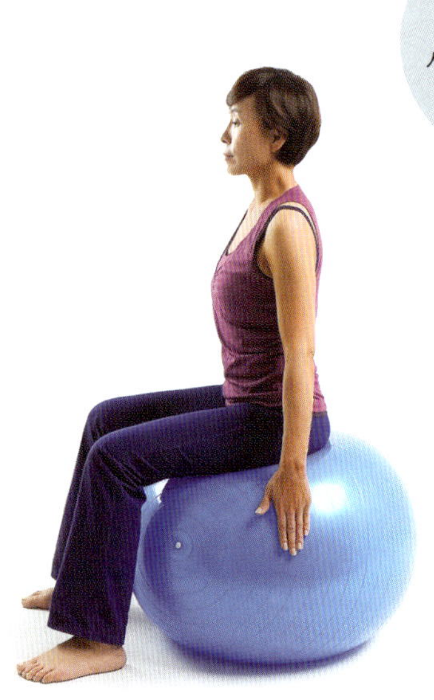

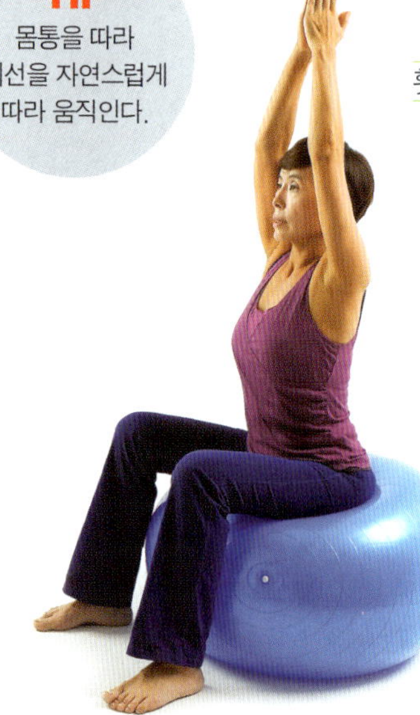

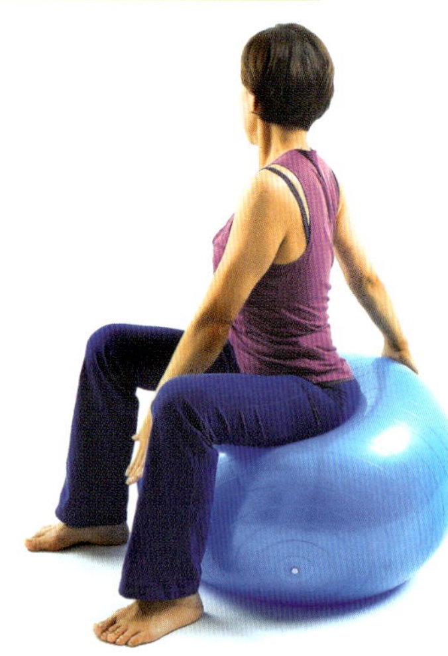

몸통 스트레칭

집중부위(대상근육)
몸통 · 허리

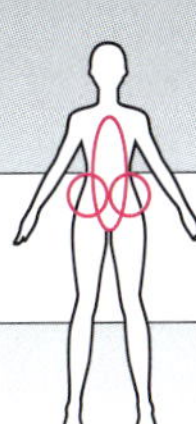

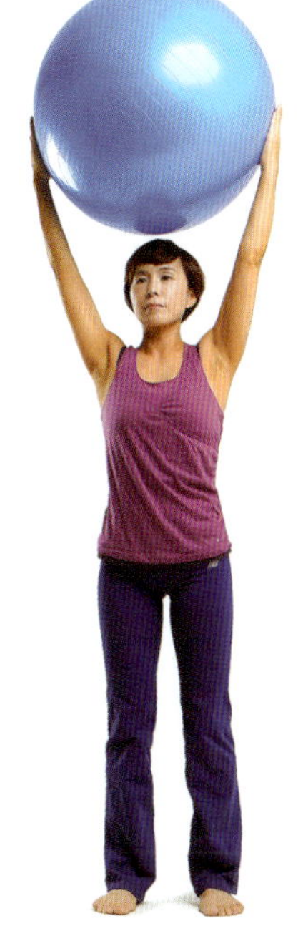

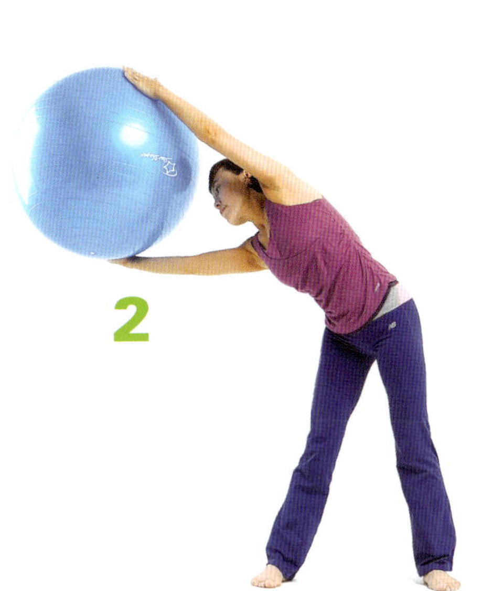

호흡 : 자연스럽게
운동방법 : 어깨 넓이로 선 다음, 짐
볼을 들어 만세 자세로 선다. 천천히
몸통을 돌려 준다.

횟수 · 정지시간 : 천천히 돌려 준다.

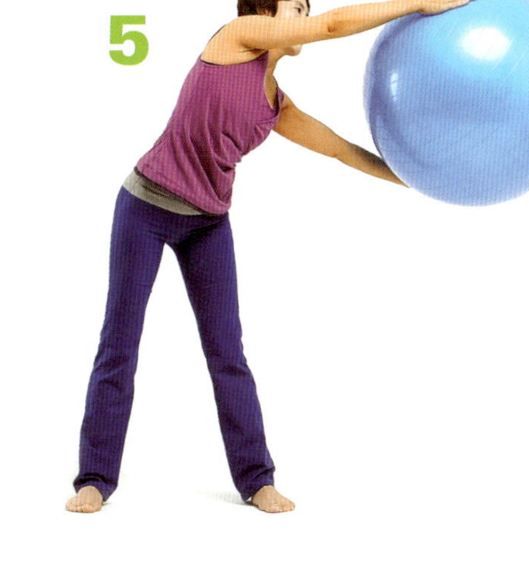

TIP
시선은 짐볼을 따라
움직인다.

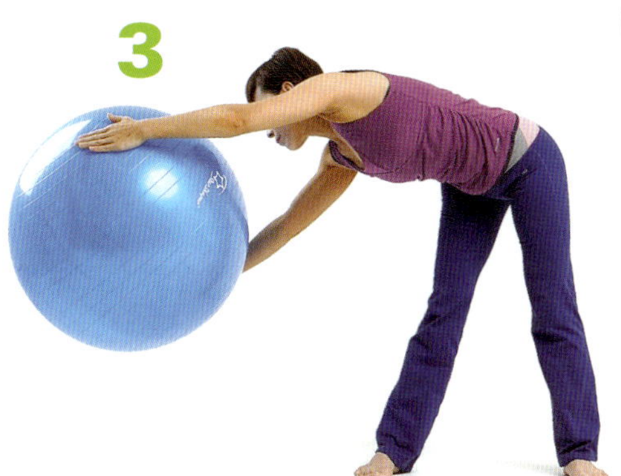

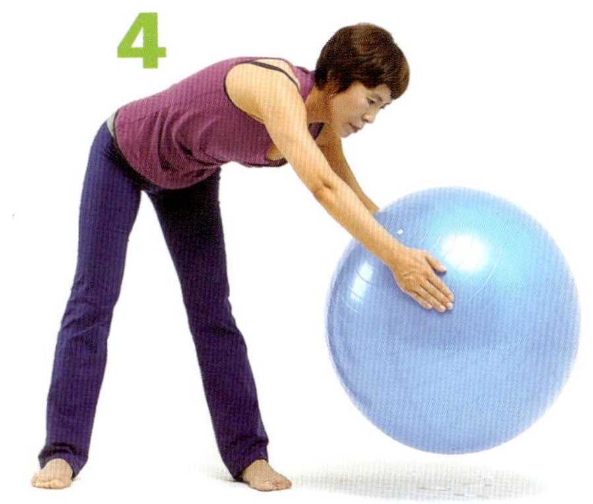

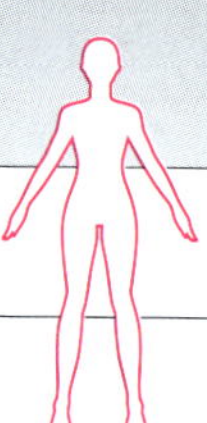

짐볼아 놀자! | 짐볼 몸풀기 동작

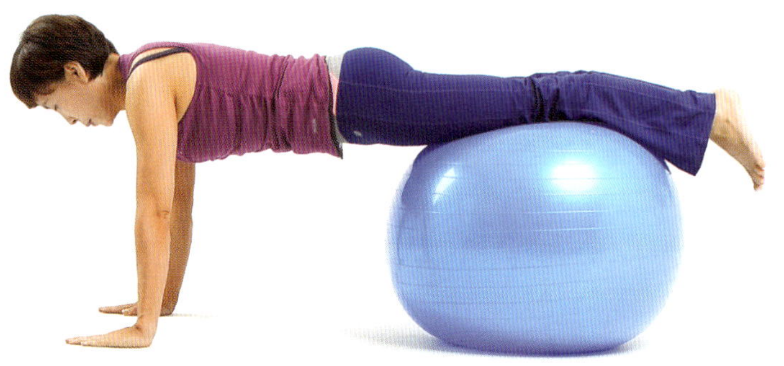

1 호흡 : 들이마신다
준비자세 : 짐볼 위에 무릎을 올려놓고 팔과 어깨가 직각이 되도록 준비한다.

2 호흡 : 내쉰다
운동방법 : 준바자세에서 무릎을 몸 쪽으로 끌어당겨 준다. 이때 머리를 숙여 몸을 말아 준다.

횟수 · 정지시간 : 천천히 10회

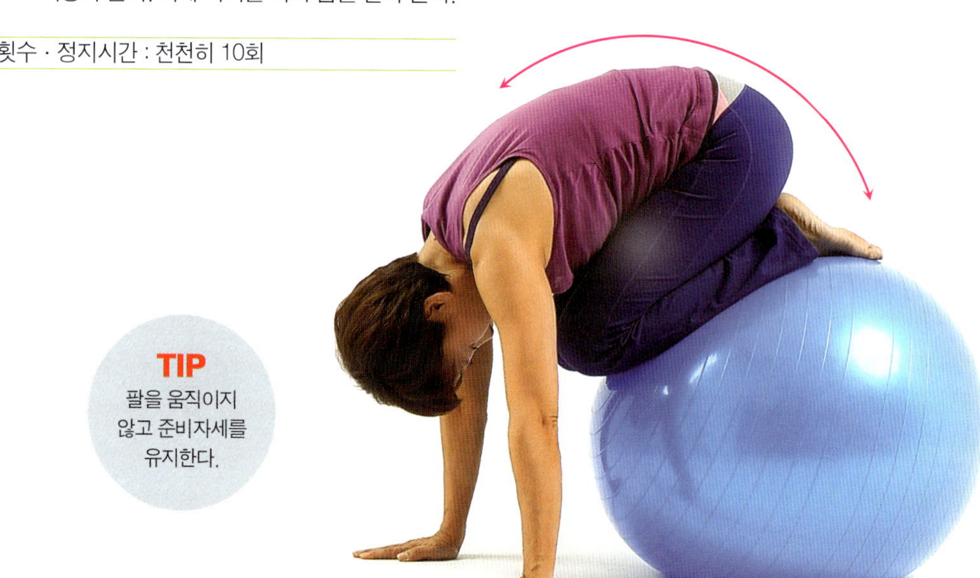

TIP
팔을 움직이지
않고 준비자세를
유지한다.

몸통 측면 스트레칭

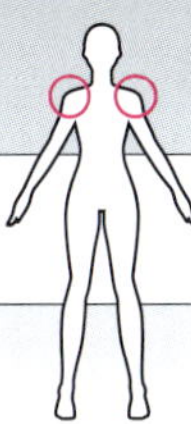

집중부위(대상근육)
몸통 측면 · 어깨

1 호흡 : 들이마신다

준비자세 : 발을 넓게 선 다음,
짐볼을 앞으로 쭉 밀어준다.

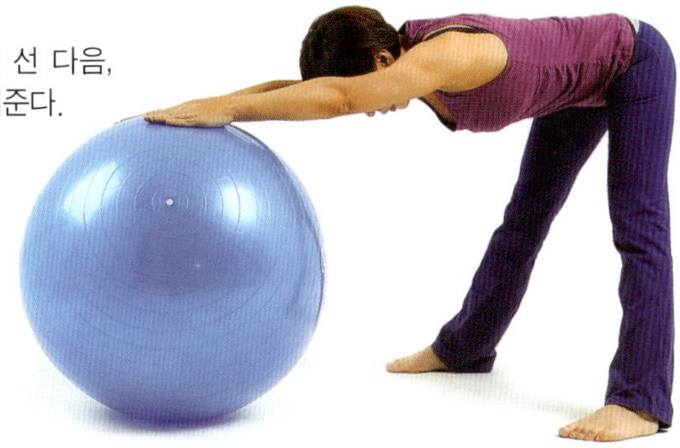

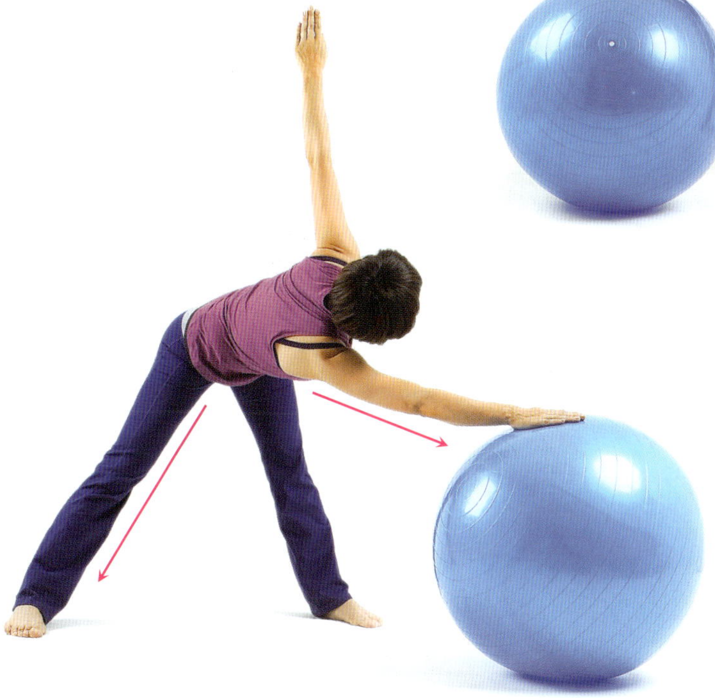

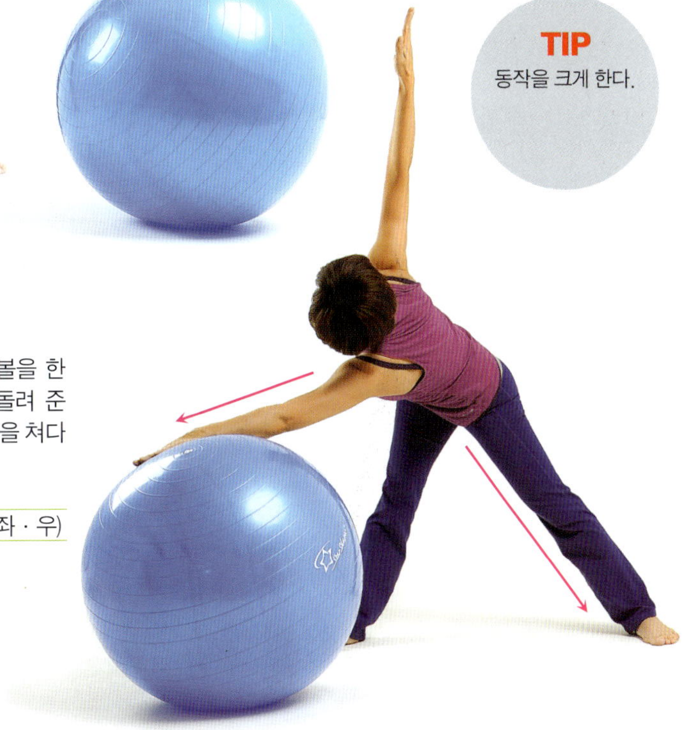

TIP
동작을 크게 한다.

2·3 호흡 : 내쉰다

운동방법 : 준비자세에서 짐볼을 한
쪽방향으로 밀어서 몸통을 돌려 준
다. 이때 시선은 뒤로 간 손끝을 쳐다
본다.

횟수 · 정지시간 : 4회, 10초 정지(좌 · 우)

다리 뒤쪽^(햄스트링) 스트레칭

집중부위(대상근육)
다리 뒤쪽(햄스트링)

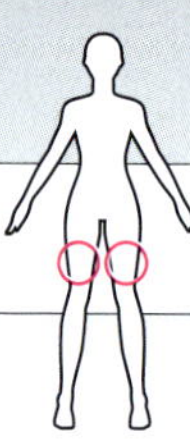

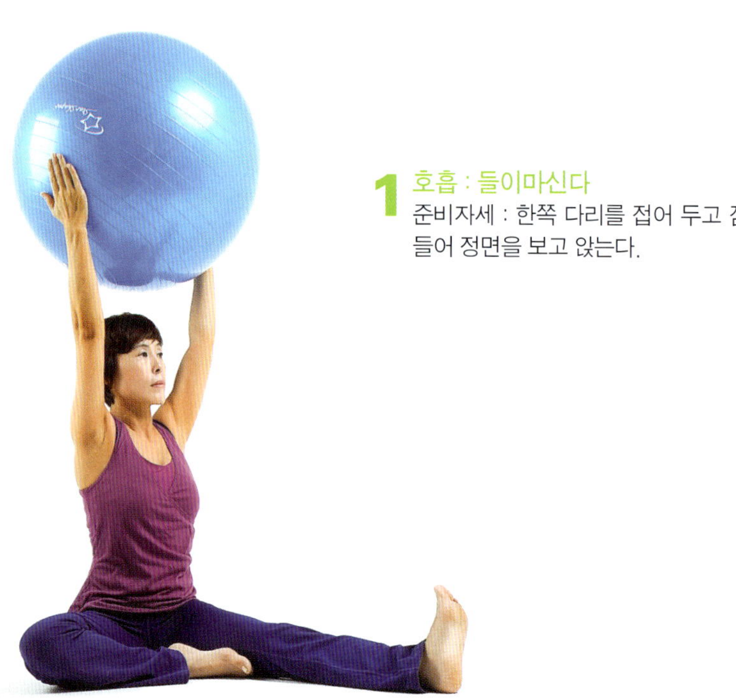

1 호흡 : 들이마신다
준비자세 : 한쪽 다리를 접어 두고 짐볼을 들어 정면을 보고 앉는다.

TIP
어깨 힘을 빼고 무리하지 않는다.

2 호흡 : 내쉰다
운동방법 : 준비자세에서 짐볼을 앞으로 천천히 내려준다. 이때 발목을 당겨 무릎이 바닥에서 뜨지 않게 한다.

횟수 · 정지시간 : 2회, 10초 정지(좌 · 우)

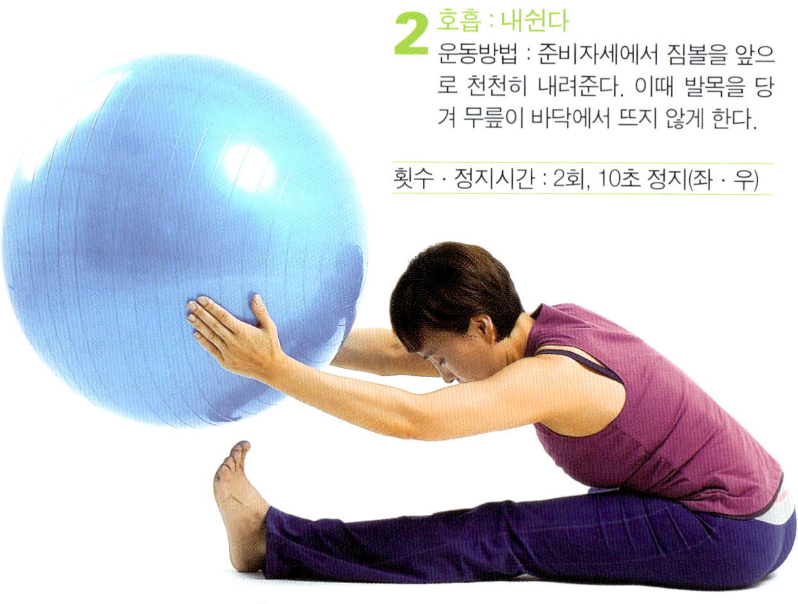

다리 안쪽 내전근 · 옆구리 스트레칭

집중부위(대상근육)
다리 안쪽 · 옆구리

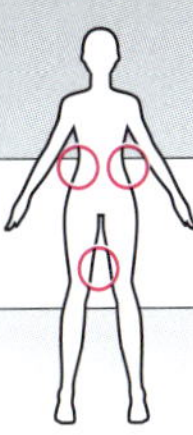

1 호흡 : 들이마신다
준비자세 : 옆으로 다리를 펴고 한 발을 접어 둔다. 짐볼을 들어 몸통이 정면을 본다.

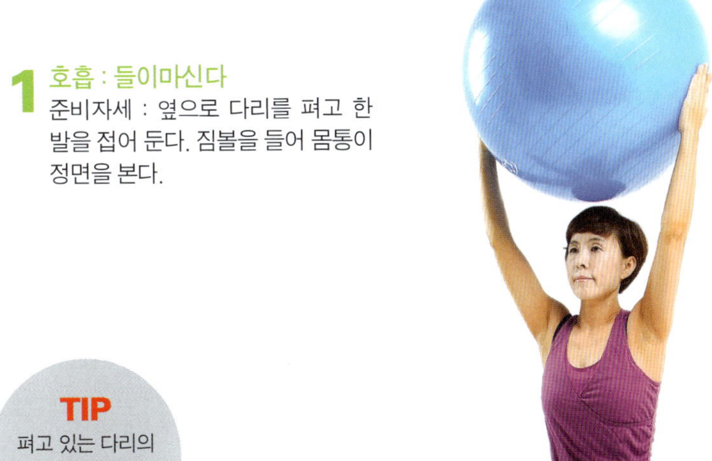

TIP
펴고 있는 다리의 발목을 당겨 자극한다.

2 호흡 : 내쉰다
운동방법 : 준비자세에서 옆구리를 늘리며 옆으로 넘겨준다. 이때 가슴이 정면을 향하도록 한다.

횟수 · 정지시간 : 2회, 10초 정지(좌 · 우)

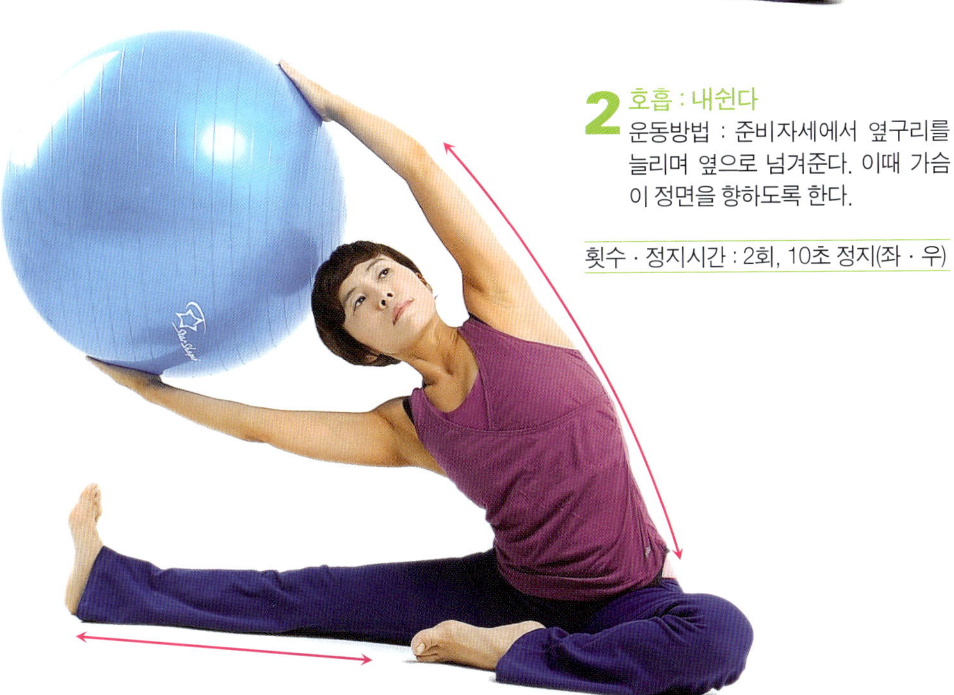

옆구리 스트레칭

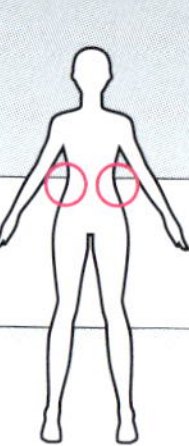

집중부위(대상근육)
옆구리(외복사근)

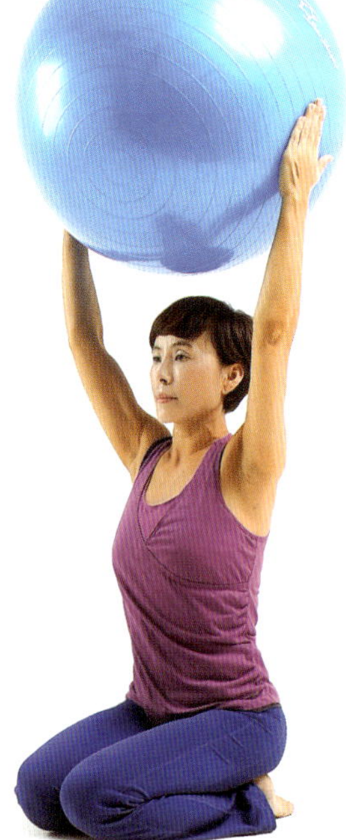

1 호흡 : 들이마신다
준비자세 : 무릎을 접어 앉은 다음 짐
볼을 들어 준비한다.

TIP
어깨에 힘을 빼고
팔꿈치를 약간
접어 준다.

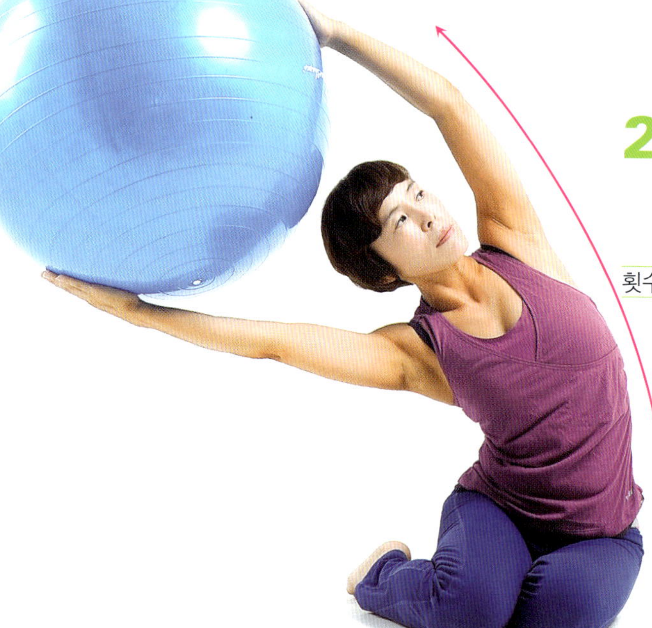

2 호흡 : 내쉰다
운동방법 : 준비자세에서 엉덩이를
옆으로 내리면서 시선은 반대로 쳐다
본다.

횟수 · 정지시간 : 2회, 10초 정지(좌 · 우)

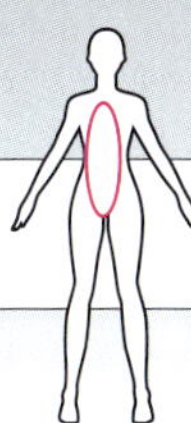

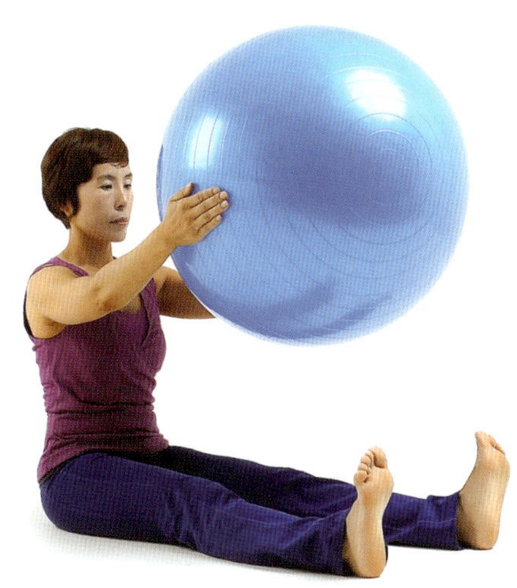

1 호흡 : 들이마신다
준비자세 : 다리를 골반 넓이로 하여
발목을 당겨 허리를 펴고 앉는다.

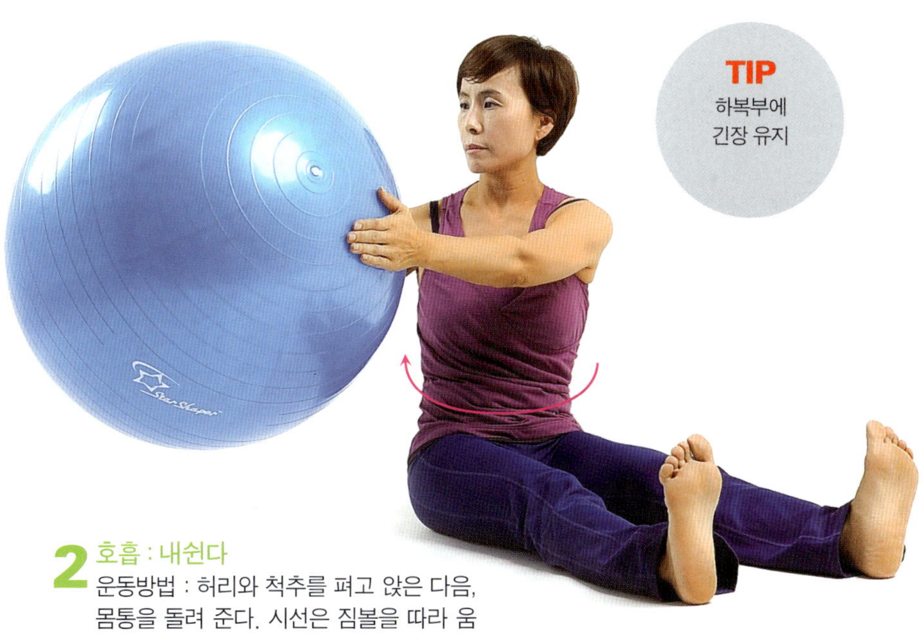

TIP
하복부에
긴장 유지

2 호흡 : 내쉰다
운동방법 : 허리와 척추를 펴고 앉은 다음,
몸통을 돌려 준다. 시선은 짐볼을 따라 움
직여 더욱더 자극을 준다.

횟수 · 정지시간 : 4회, 10초 정지(좌 · 우)

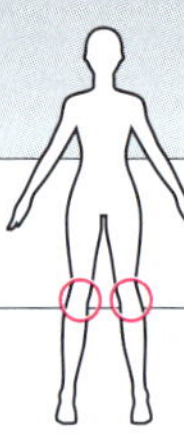

다리 들어올리기 (무릎 강화)

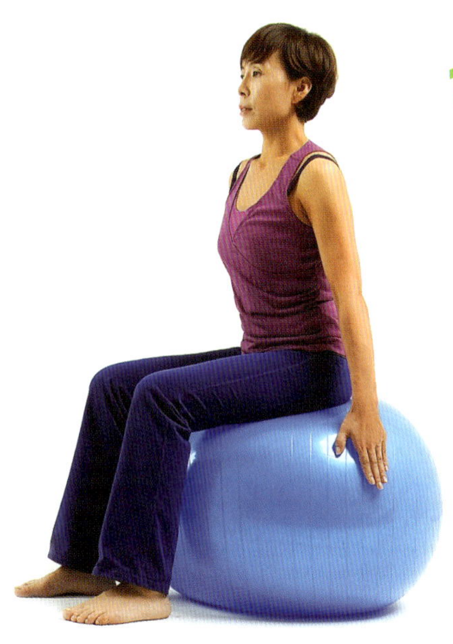

1 호흡 : 들이마신다
준비자세 : 발은 골반 넓이로 하고 짐
볼에 엉덩이를 꾹 눌러 허리를 펴고
앉는다.

TIP
등이 굽어지지
않게 펴 준다.

2 호흡 : 내쉰다
운동방법 : 준비자세에서 중심을 잡
고 한 발을 들어 발목을 당겨 무릎을
펴 준다.

횟수 · 정지시간 : 4회, 10초 정지(좌 · 우)

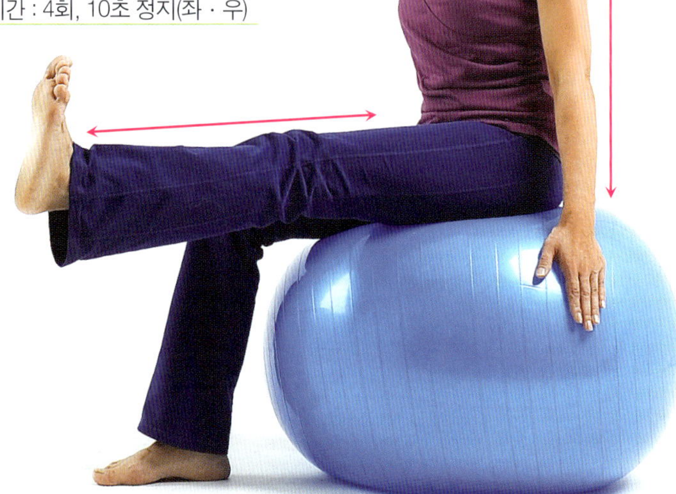

집중부위(대상근육)
상복부 · 옆구리

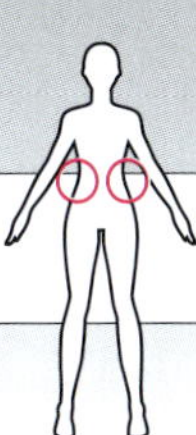

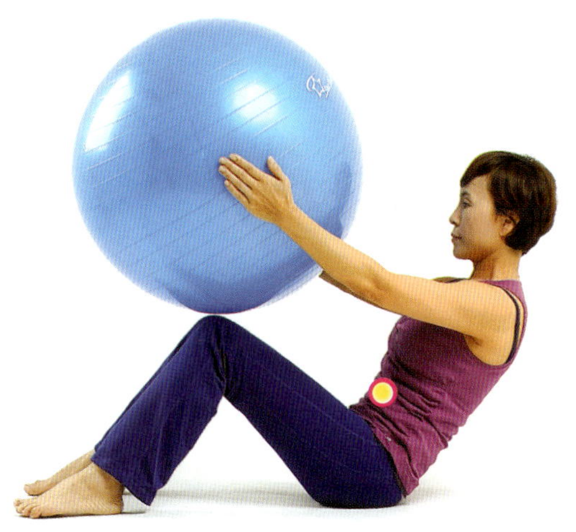

1 **호흡 : 들이마신다**
준비자세 : 발을 골반 넓이로 세워 두고 복부의 긴장감을 유지하며 상체를 15° 정도 뒤로 넘겨준다.

2 **호흡 : 내쉰다**
운동방법 : 준비자세에서 몸통을 비틀어서 좌 · 우로 반복한다. 이때 시선은 짐볼을 따라 움직여 더욱더 자극한다.

횟수 · 정지시간 : 4회, 10초 정지(좌 · 우)

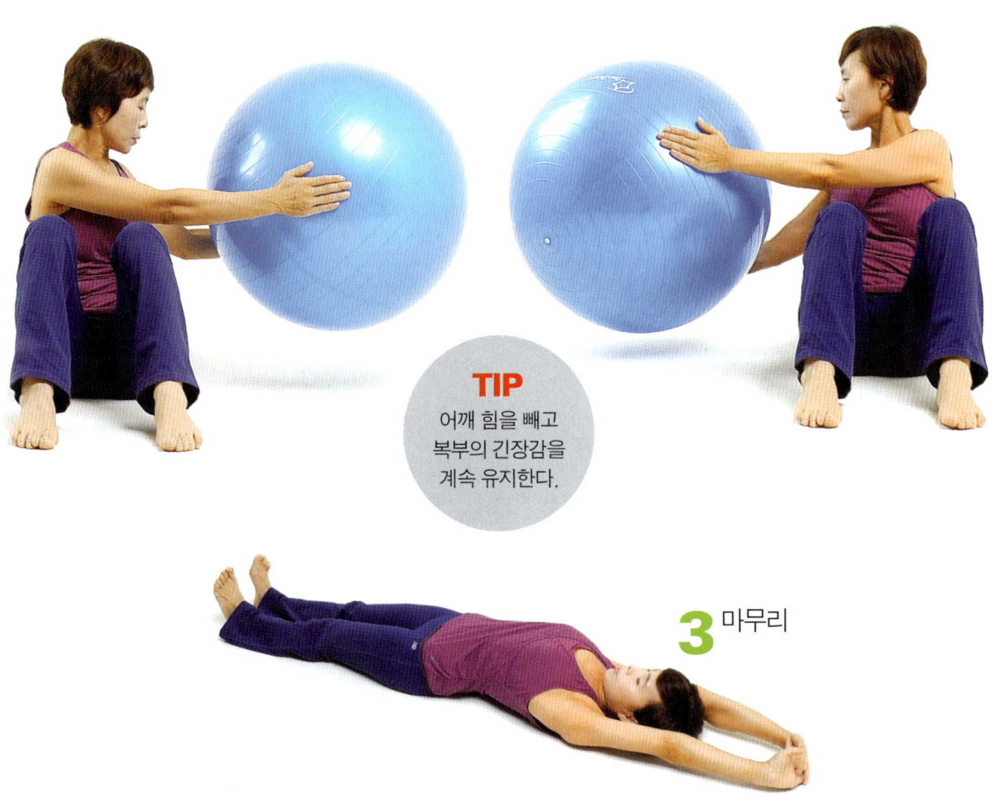

3 마무리

 | # 옆구리^(외복사근) 스트레칭

집중부위(대상근육)
옆구리(외복사근)

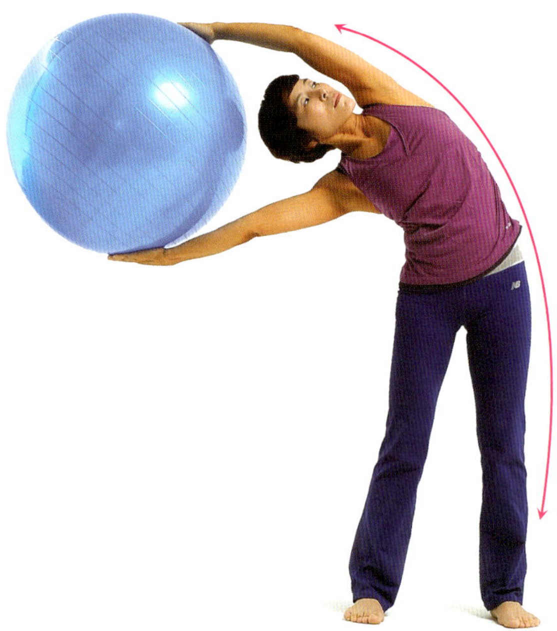

1 호흡 : 들이마신다
준비자세 : 어깨 넓이로 선 다음, 짐볼을 만세 자세로 들어서 준비한다.

TIP
시선을 반대로 돌려
이동시켜 더욱
자극을 준다.

2 호흡 : 내쉰다
운동방법 : 준비자세에서 천천히 옆구리의 당김을 느끼며 반복한다.

횟수 · 정지시간 : 4회, 10초 정지(좌 · 우)

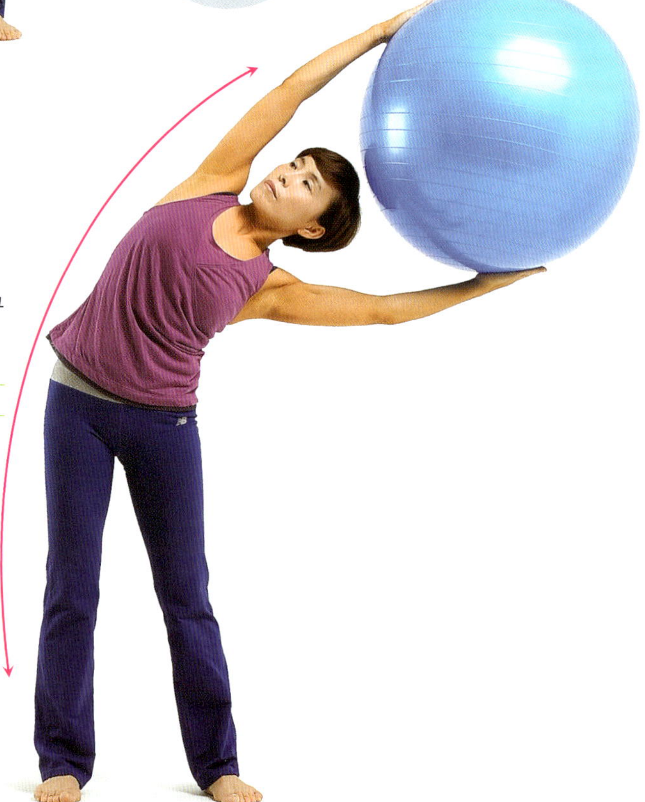

햄스트링(엉덩이 위쪽) 스트레칭

집중부위(대상근육)
햄스트링(엉덩이 위쪽)

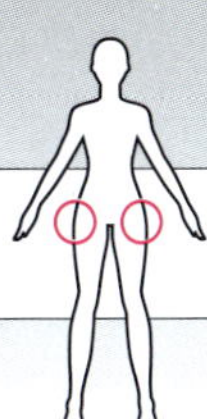

1 호흡 : 들이마신다
준비자세 : 다리를 골반 넓이로 하고
짐볼을 들어 만세 자세로 준비한다.

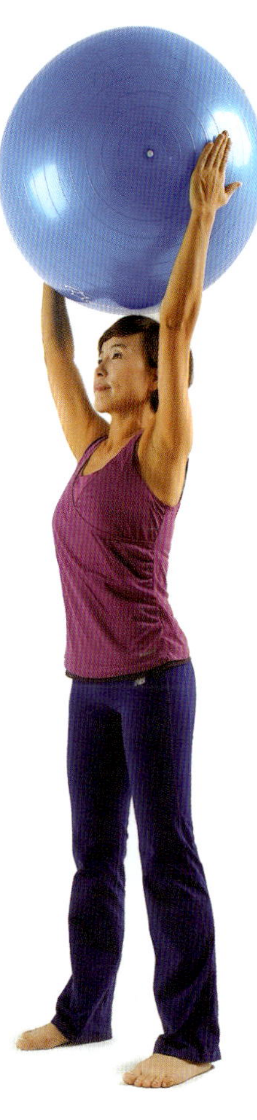

2 호흡 : 내쉰다
운동방법 : 준비자세에서 엉덩이를 뒤
쪽으로 빼면서 짐볼을 앞쪽으로 뻗어
준다. 시선은 짐볼 중앙을 본다.

횟수 · 정지시간 : 4회, 10초 정지(좌 · 우)

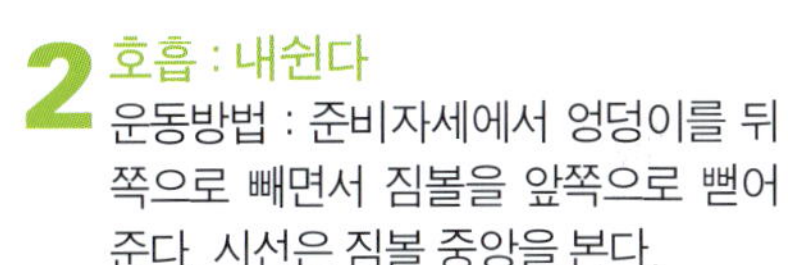

TIP
등이 굽혀지지
않게 펴 준다.

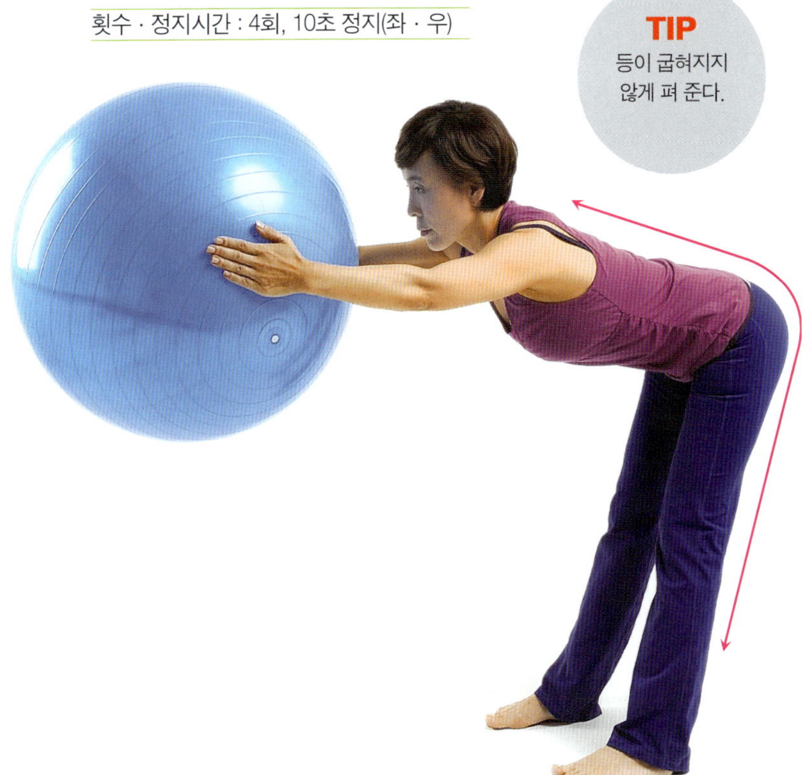

팔꿈치와 무릎 닿기

집중부위(대상근육)
옆구리

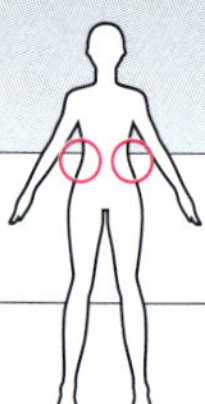

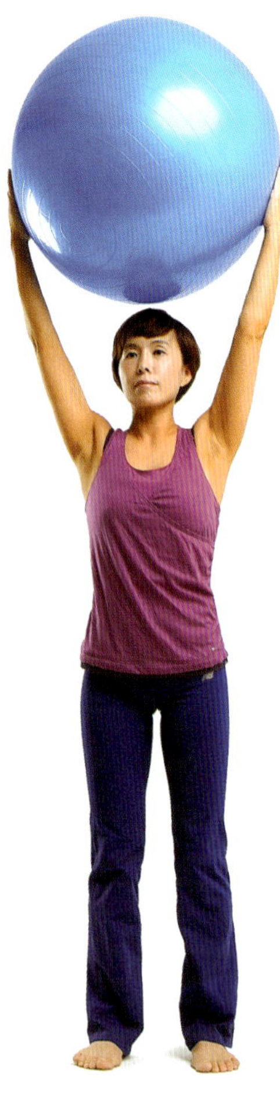

1 호흡 : 들이마신다
준비자세 : 다리를 골반 넓이로 하여 짐볼을 들어
만세 자세로 선다.

2 호흡 : 내쉰다
운동방법 : 준비자세에서 팔꿈치와 무릎이 만나게
상체를 옆으로 숙여 주면서 옆구리를 수축시킨다.

횟수 · 정지시간 : 15회(좌 · 우)

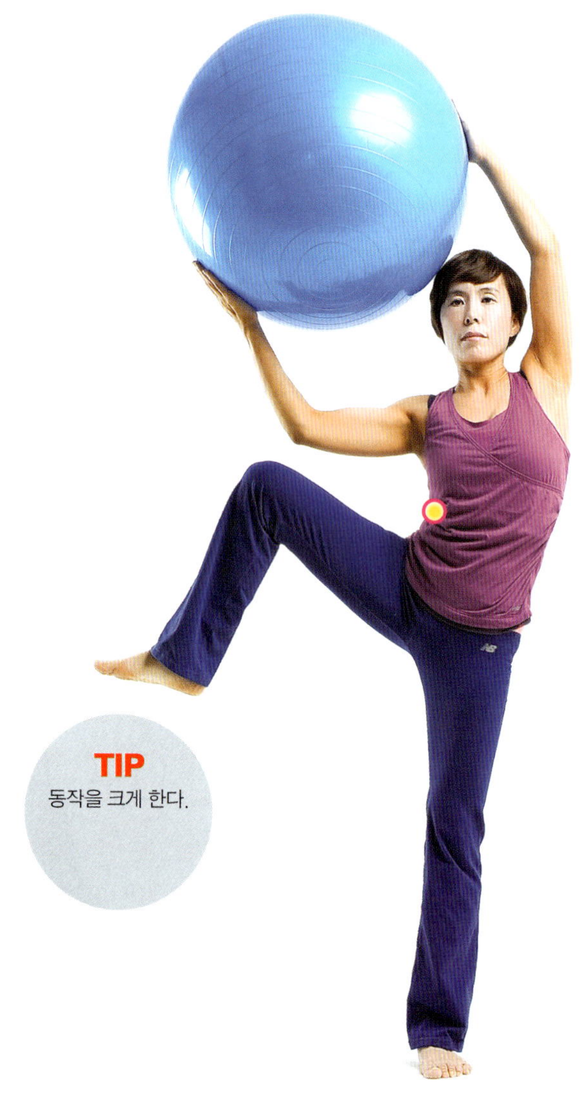

TIP
동작을 크게 한다.

몸통 비틀기

집중부위(대상근육)
몸통

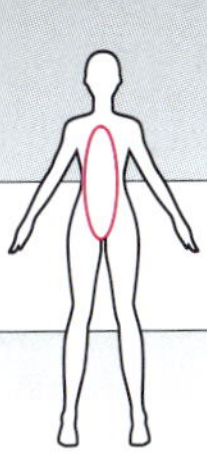

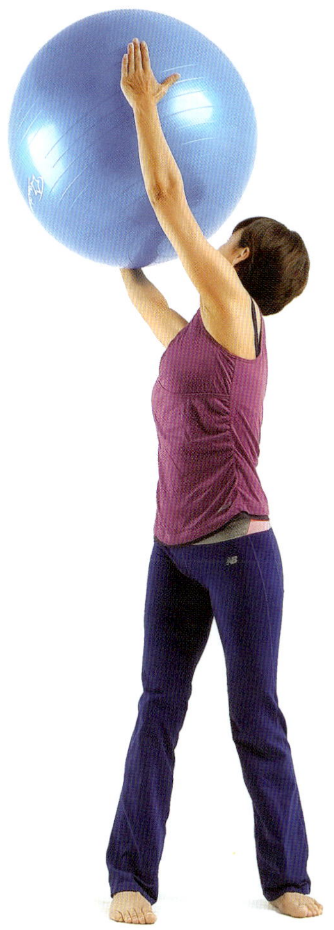

1 호흡 : 들이마신다
준비자세 : 어깨 넓이로 선 다음,
상체를 비틀어 짐볼을 사선으로
올려 준다.

TIP
시선은 짐볼에 따라
움직인다.

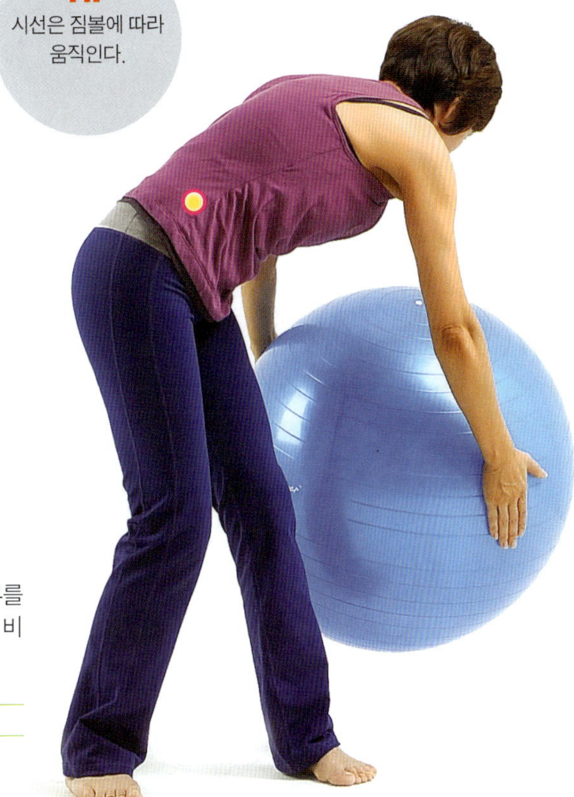

2 호흡 : 내쉰다
운동방법 : 준비자세에서 복부를
수축시키는 느낌으로 상체를 비
틀어 사선 아래로 내려온다.

횟수 · 정지시간 : 15회 (좌 · 우)

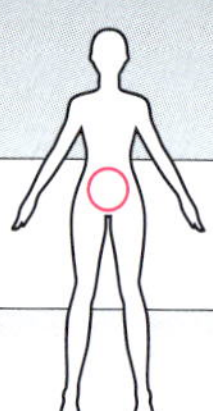

집중부위(대상근육)
복부

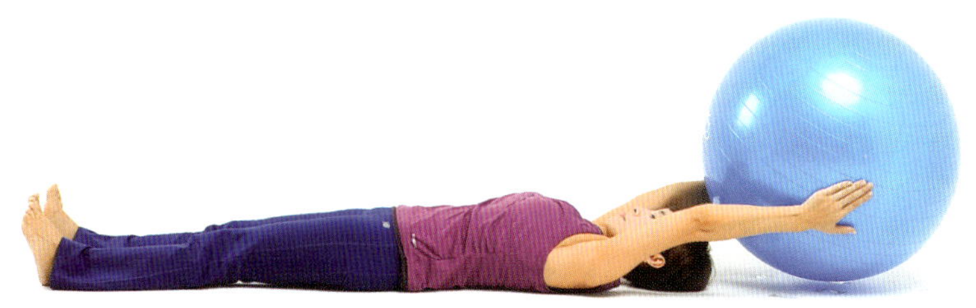

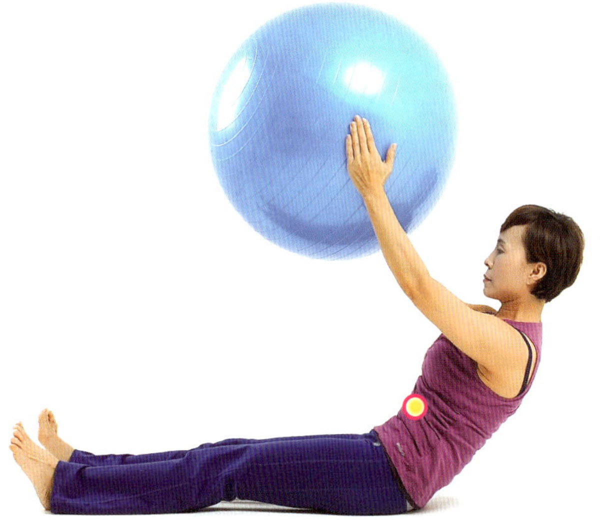

1 호흡 : 들이마신다
준비자세 : 등을 바닥에 대고 누운 자세에서 짐볼을 머리 뒤로 가져 간다.

2 호흡 : 내쉰다
운동방법 : 준비자세에서 짐볼을 위로 올리면서 상복부 → 하복부 순으로 긴장을 늦추지 않고 천천히 올라온다.

횟수 : 12회(천천히 실시한다)

TIP
내려갈 때 하복부 →
상복부 순으로
천천히

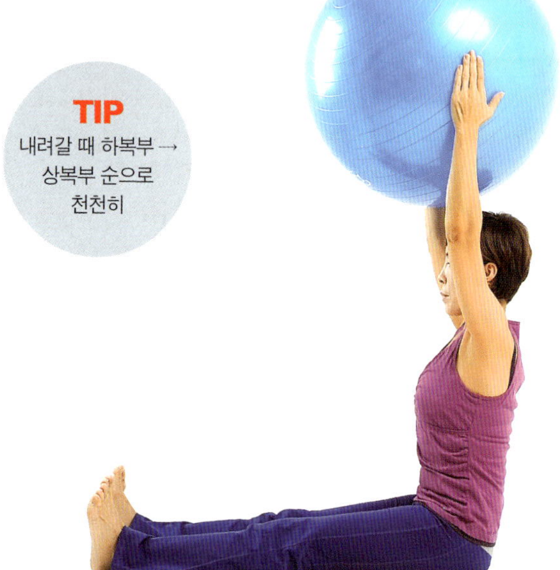

크런치 2

집중부위(대상근육)
상복부

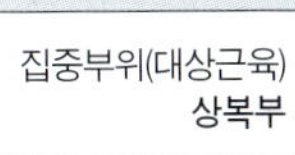
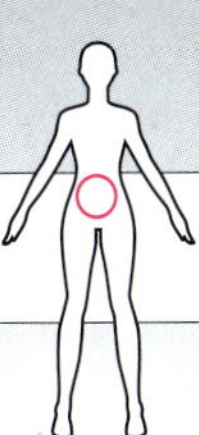

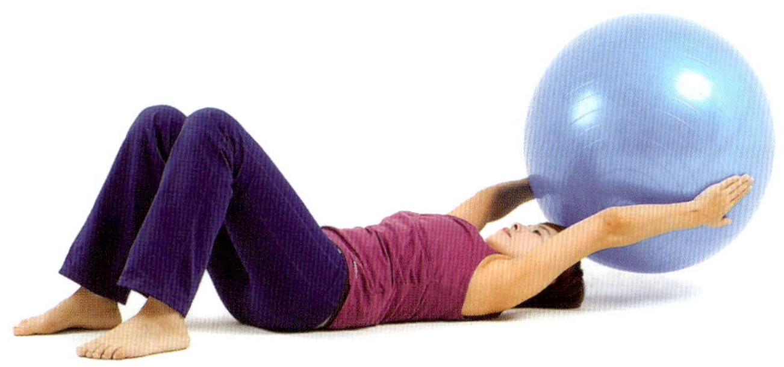

1 호흡 : 들이마신다
준비자세 : 골반 넓이로 무릎을 세우고
짐볼을 머리 뒤로 들어 준비한다.

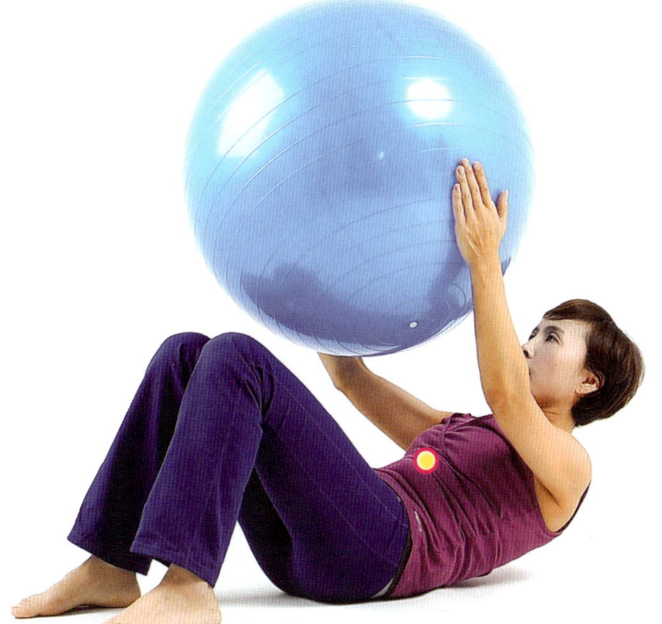

TIP
내쉬는 호흡에
복부를 수축시킨다.

2 호흡 : 내쉰다
운동방법 : 준비자세에서 복부의 힘으로 상
체를 들어올린다. 내려갈 때도 복부의 긴장
감을 유지하면서 내려간다.

횟수 : 12회, 3세트

하복부 강화

집중부위(대상근육)
하복부

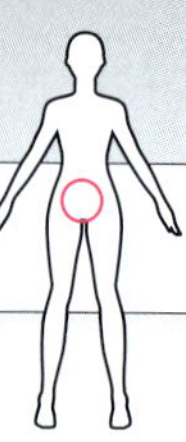

1 호흡 : 들이마신다
준비자세 : 바닥에 등을 대고 누워 짐볼을 양발로 잡아 준다. 무릎을 살짝 접어 허리에 무리가 가지 않게 준비한다.

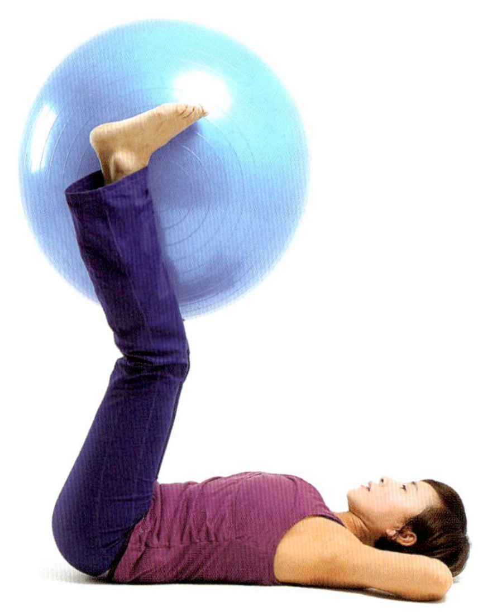

TIP
허리가 바닥에서 뜨지 않게 하고 무리하지 않는다.

2 호흡 : 내쉰다
운동방법 : 준비자세에서 천천히 내렸다 올렸다를 반복한다. 시선은 턱을 가슴으로 당겨 공을 쳐다본다.

횟수 : 12회, 3세트

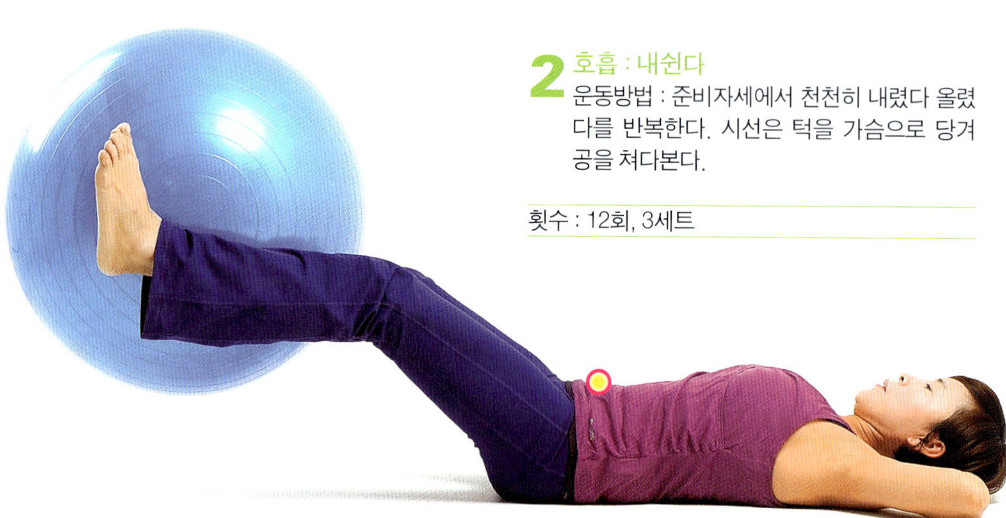

엉덩이 들어올리기(엉덩이 업)

집중부위(대상근육)
엉덩이 뒤쪽 · 허벅지

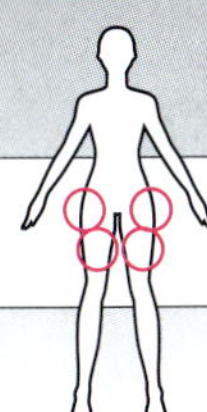

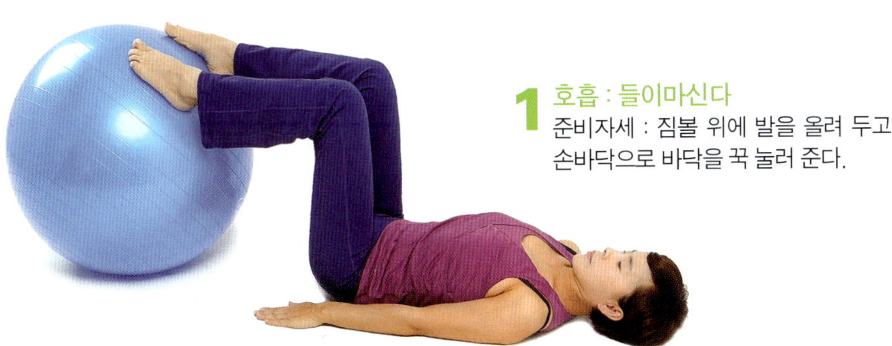

1 호흡 : 들이마신다
준비자세 : 짐볼 위에 발을 올려 두고
손바닥으로 바닥을 꾹 눌러 준다.

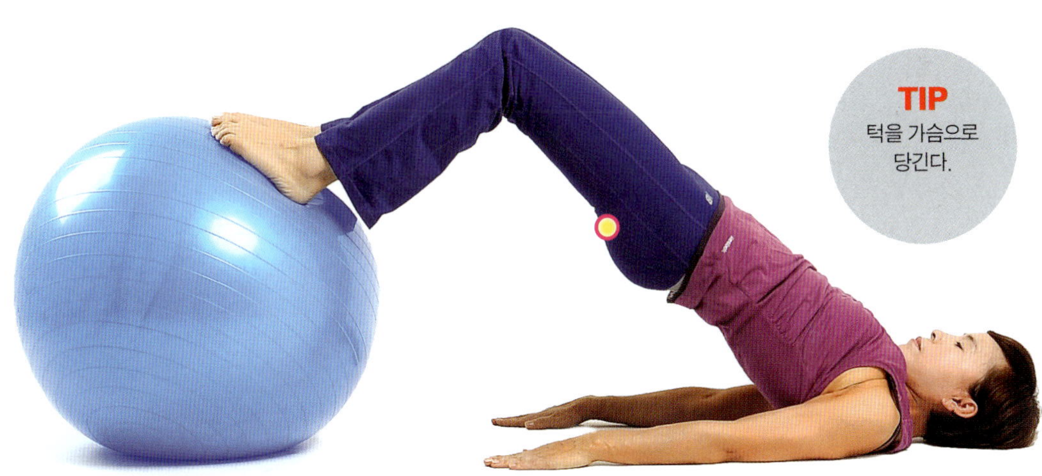

TIP
턱을 가슴으로
당긴다.

2 호흡 : 내쉰다
운동방법 : 준비자세에서 손바닥에
힘을 주어 엉덩이를 천천히 들어올
린다.

횟수 · 정지시간 : 4회, 10초 정지

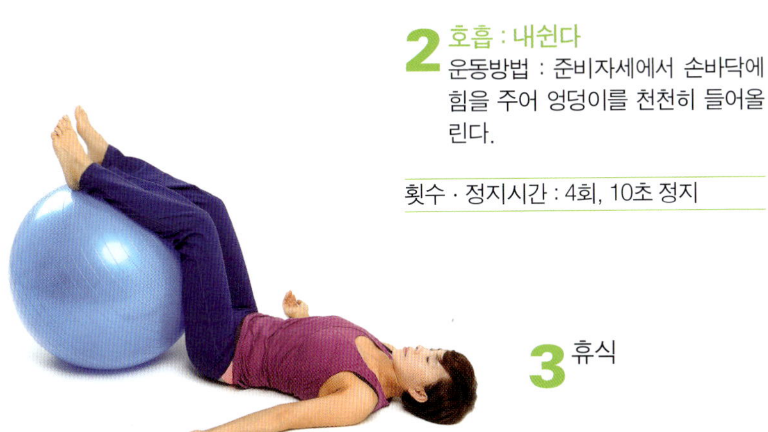

3 휴식

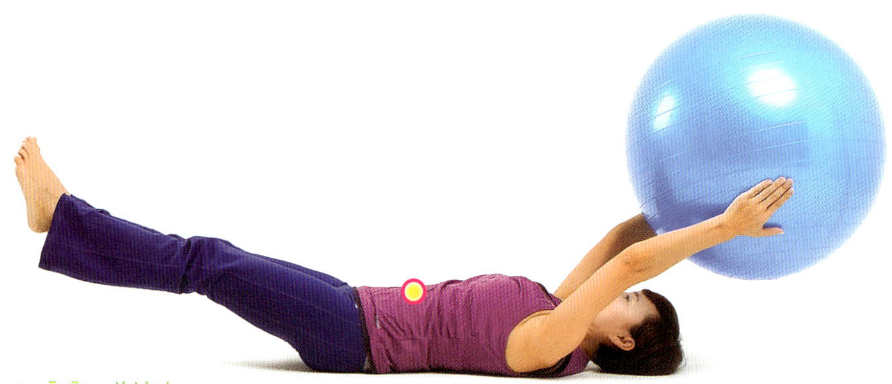

1 호흡 : 내쉰다
준비자세 : 복직근의 긴장을 유지하면
서 발과 짐볼을 들어올려 준비한다.

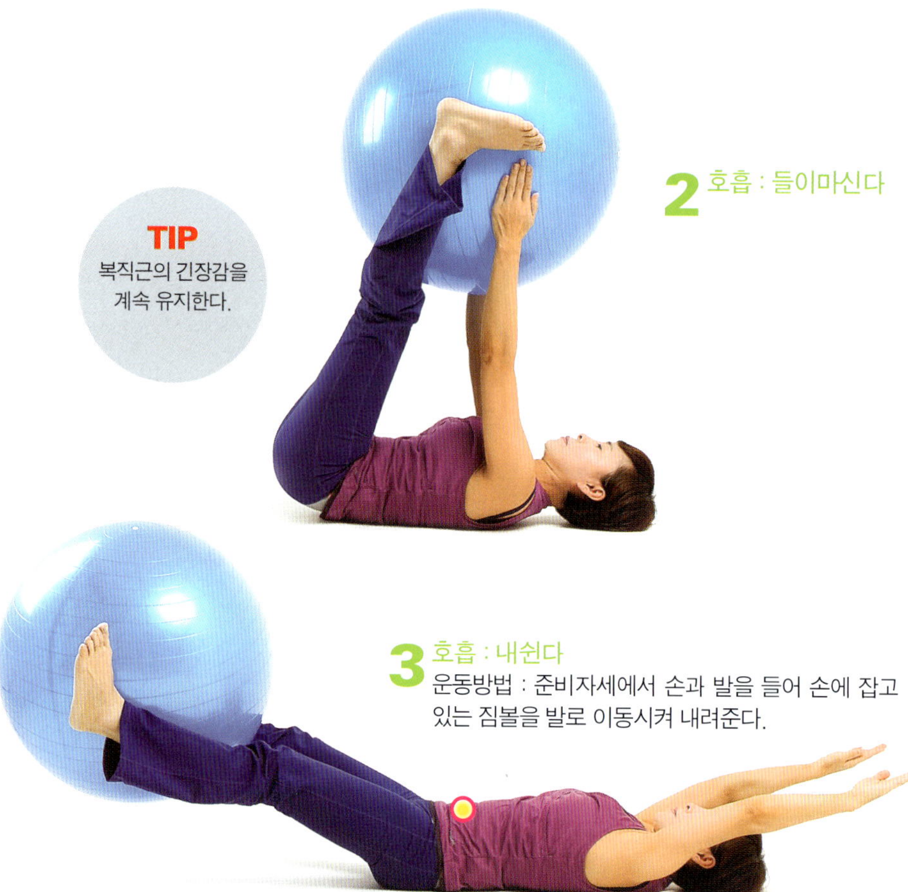

TIP
복직근의 긴장감을
계속 유지한다.

2 호흡 : 들이마신다

3 호흡 : 내쉰다
운동방법 : 준비자세에서 손과 발을 들어 손에 잡고
있는 짐볼을 발로 이동시켜 내려준다.

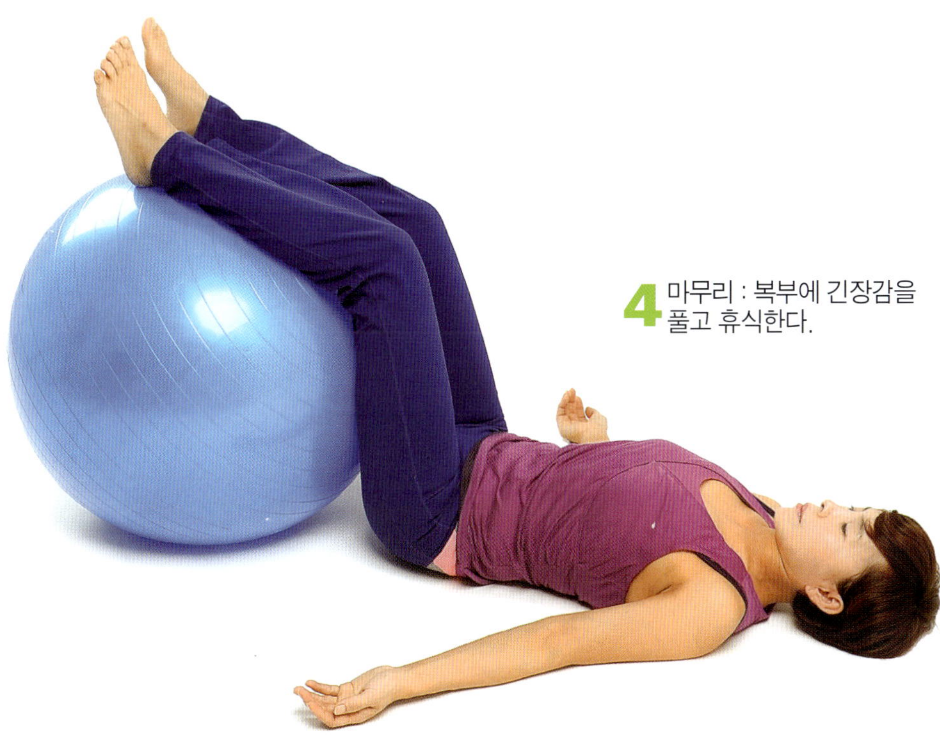

4 마무리 : 복부에 긴장감을
풀고 휴식한다.

팔굽혀펴기

집중부위(대상근육)
가슴 · 팔

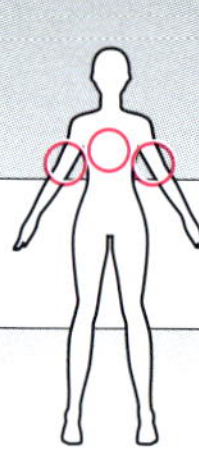

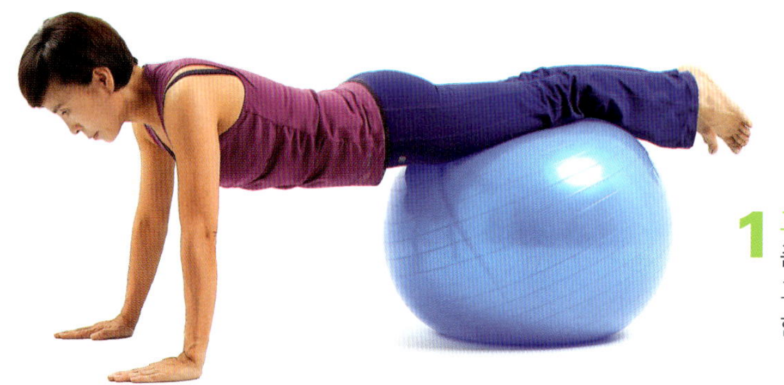

1 호흡 : 들이마신다
준비자세 : 짐볼 위에 발을 올려놓
고 팔과 상체가 직각이 되게 준비
한다.

TIP
허리가 내려오지 않게
복부의 긴장감을
유지한다.

2 호흡 : 내쉰다
운동방법 : 준비자세에서 체중을
상체 쪽으로 두고 팔굽혀펴기를
실시한다.

횟수 · 정지시간 : 12회, 3세트

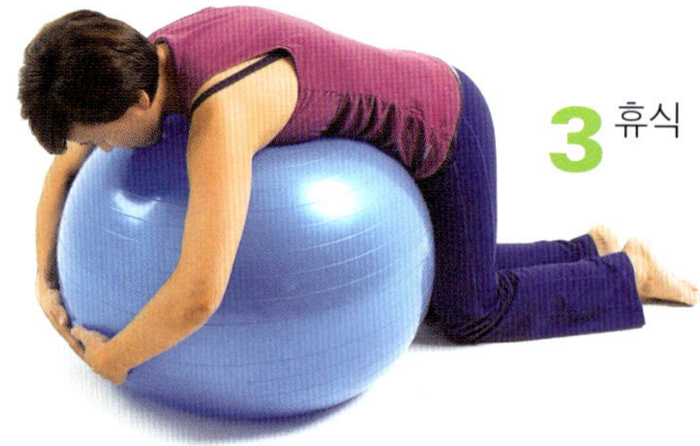

3 휴식

짐볼아 놀자!　옆구리(외복사근) 강화

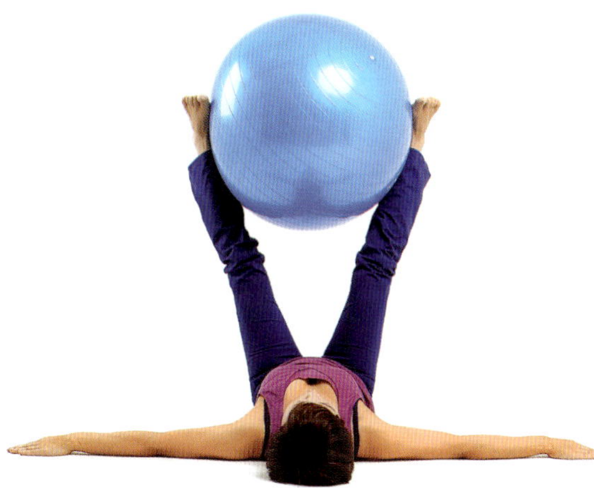

1 호흡 : 들이마신다
준비자세 : 등을 바닥에 대고 누워 양손을 벌려 바닥에 두고 짐볼을 양발에 잡고 들어준다.

2 호흡 : 내쉰다
운동방법 : 준비자세에서 좌 · 우로 천천히 반복하면서 시선은 짐볼의 반대 방향으로 쳐다본다.

횟수 · 정지시간 : 12회, 3세트 반복

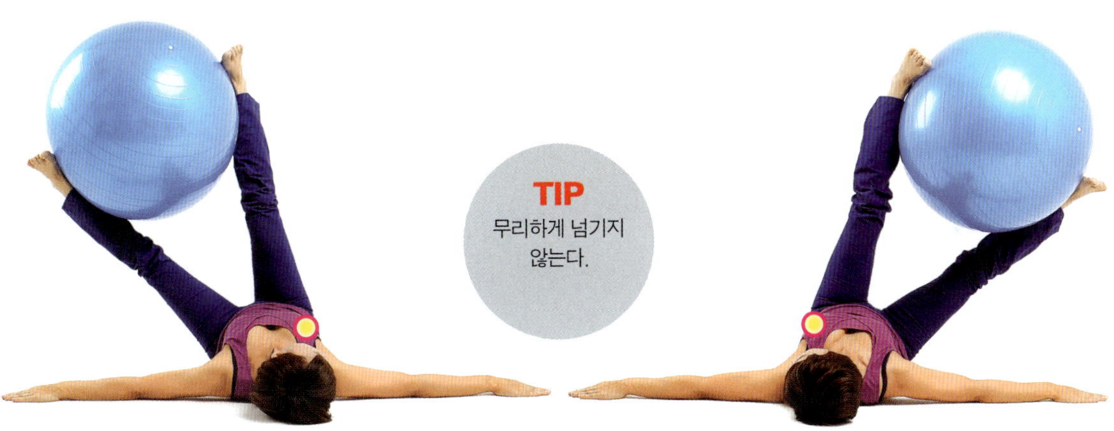

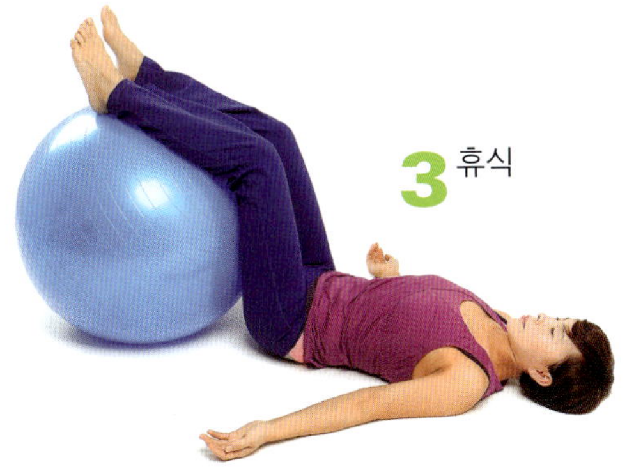

3 휴식

다리 들어올리기(힙업)

집중부위(대상근육)
엉덩이

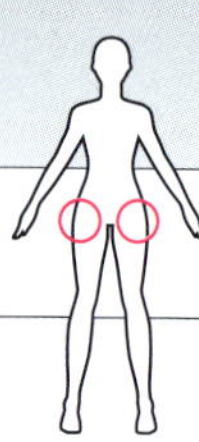

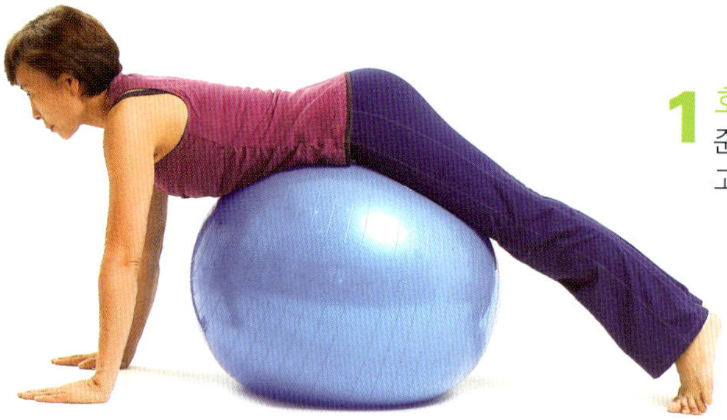

1 호흡 : 들이마신다
준비자세 : 짐볼을 몸의 중심에 두고 준비한다.

TIP
천천히 실시한다.

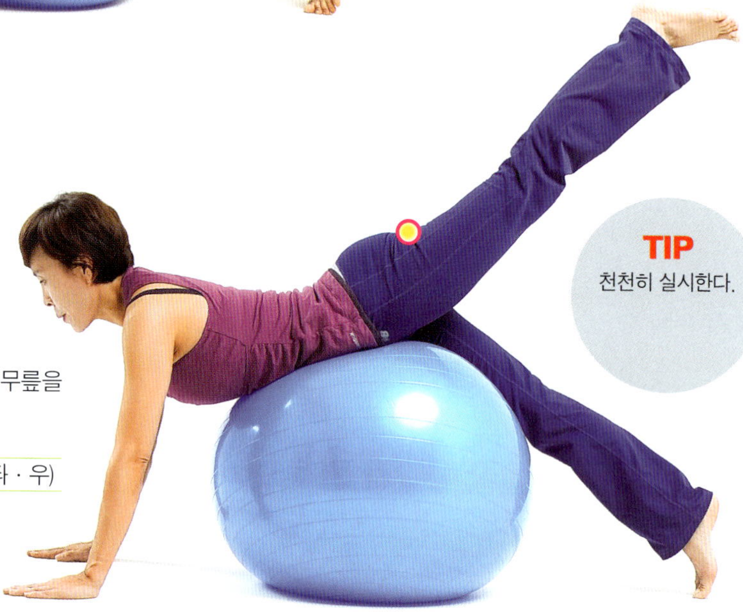

2 호흡 : 내쉰다
운동방법 : 준비자세에서 무릎을 펴고 다리를 올려 준다.

횟수 · 정지시간 : 12회, 3세트(좌 · 우)

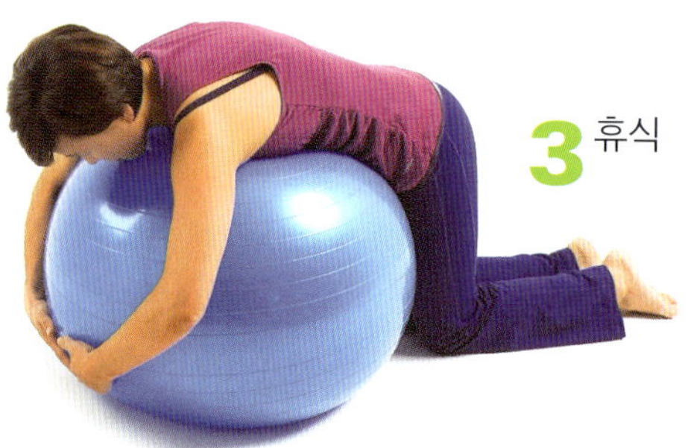

3 휴식

상체 들어올리기 ^(등 강화)

집중부위(대상근육)
등

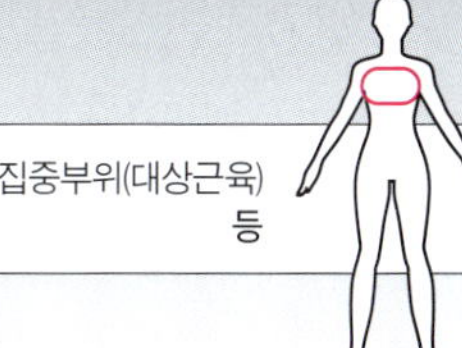

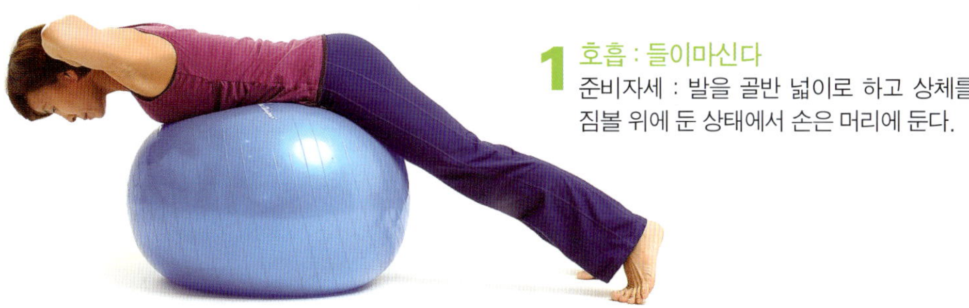

1 호흡 : 들이마신다
준비자세 : 발을 골반 넓이로 하고 상체를
짐볼 위에 둔 상태에서 손은 머리에 둔다.

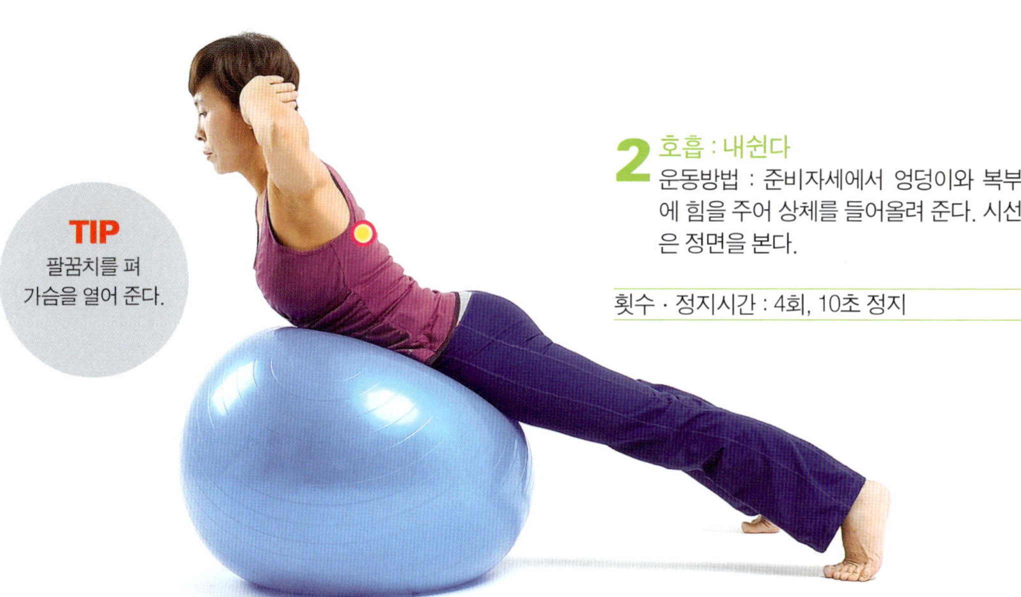

TIP
팔꿈치를 펴
가슴을 열어 준다.

2 호흡 : 내쉰다
운동방법 : 준비자세에서 엉덩이와 복부
에 힘을 주어 상체를 들어올려 준다. 시선
은 정면을 본다.

횟수 · 정지시간 : 4회, 10초 정지

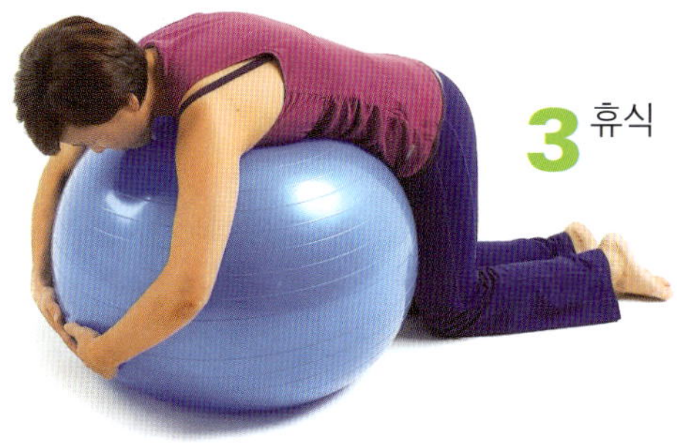

3 휴식

1. 먼저 덤벨을 사용하지 않고 정확한 자세로 해 본다.
   (정확하지 않으면 관절에 무리가 온다)
2. 천천히 실시하면서 자극 근육 부위에 집중하는 것이 매우 중요하다.
3. 덤벨 무게를 점차적으로 늘려야 근육량을 늘릴 수 있다.
4. 근육운동은 누구나 힘들다. 그러나 건강하고 섹시한 몸을 갖기 위해서는 필수다.
5. 1세트 후 15~20초 휴식한다. 휴식할 때 근육의 피로를 풀고 근육이 만들어진다.
   ex) 1세트(12회) → 휴식 → 2세트(12회) → 휴식→ 3세트(12회) → 휴식

STEP 4

덤벨아 놀자!

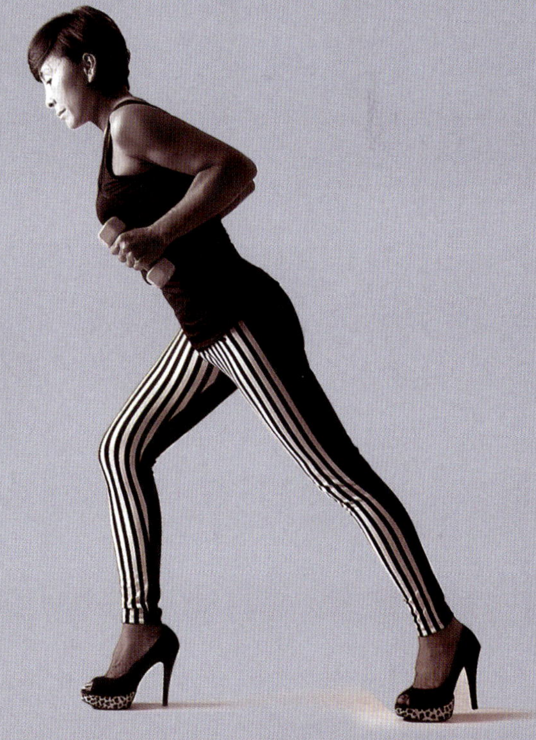

스쿼드

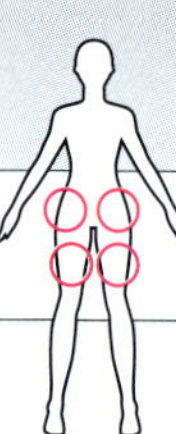

집중부위(대상근육)
허벅지 앞쪽 · 엉덩이

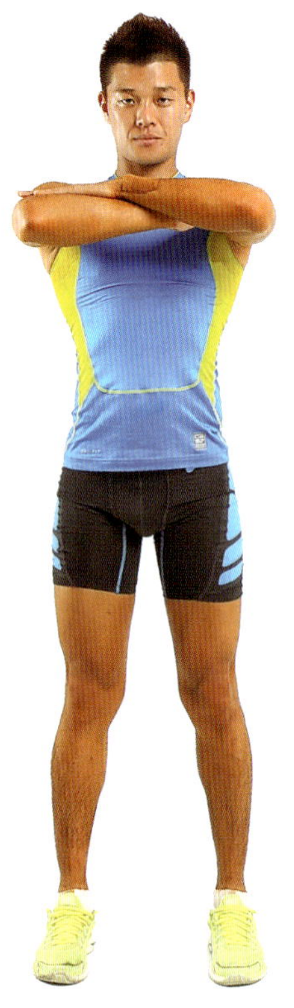

1 호흡 : 들이마신다
준비자세 : 발을 어깨 넓이로 하여 11자로 선다.

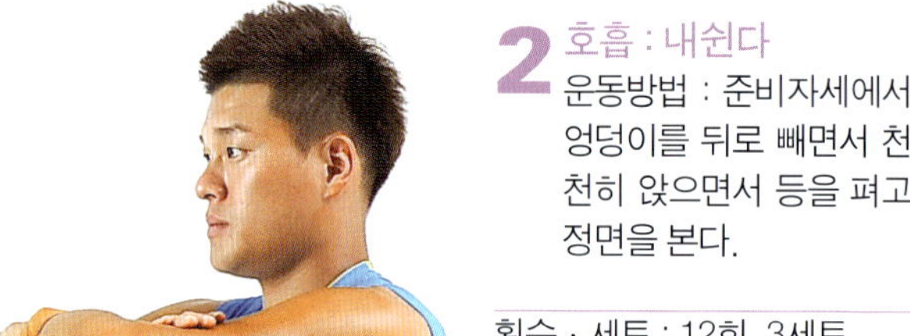

2 호흡 : 내쉰다
운동방법 : 준비자세에서 엉덩이를 뒤로 빼면서 천천히 앉으면서 등을 펴고 정면을 본다.

횟수 · 세트 : 12회, 3세트

TIP
무릎이 발끝을 넘어가지 않게 한다.

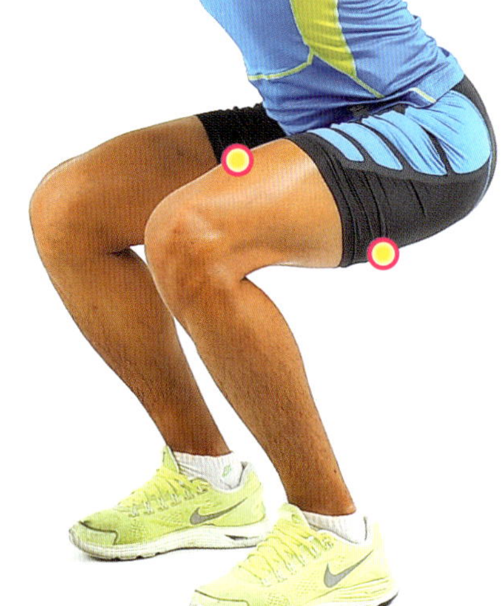

집중부위(대상근육)
허벅지 앞쪽 · 엉덩이

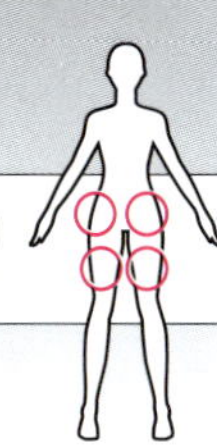

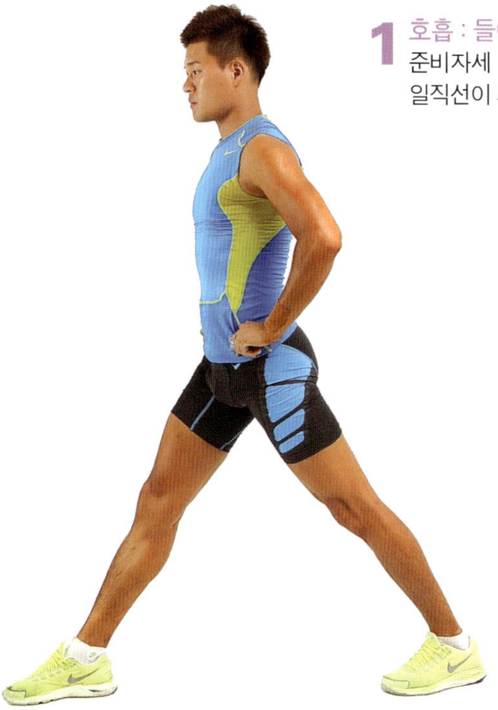

1 호흡 : 들이마신다
준비자세 : 보폭을 넓게 하여 발이
일직선이 되게 선다.

2 호흡 : 내쉰다
운동방법 : 준비자세에서 상체를
그대로 내려 무릎을 접으면서 앉
는다. 시선을 멀리 쳐다보고 등을
펴 준다.

횟수 · 세트 : 12회, 3세트

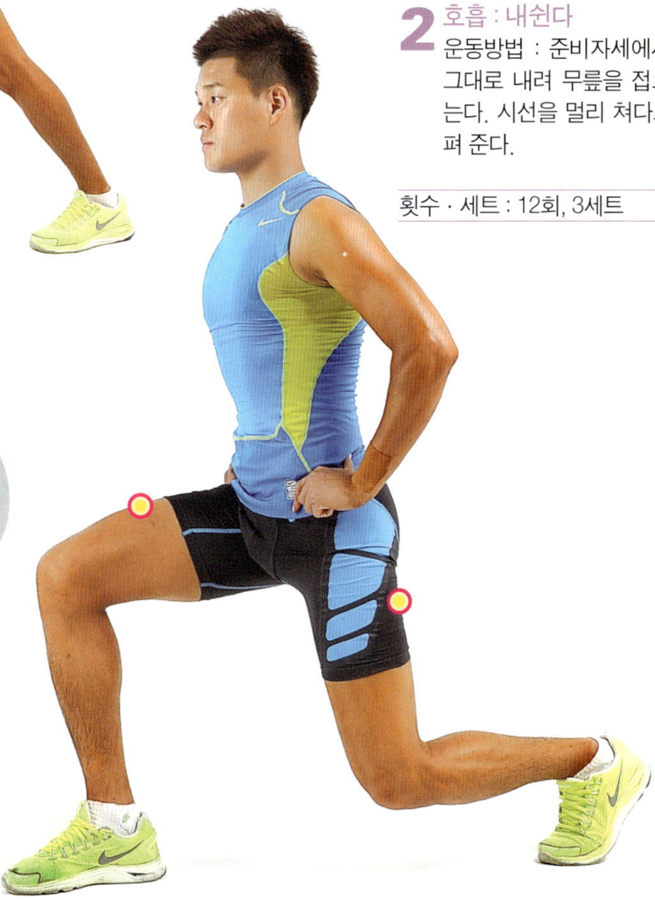

TIP
체중이 한쪽 다리에
치우치지 않게 한다.

와이드 스쿼드

집중부위(대상근육)
허벅지 안쪽 · 바깥쪽

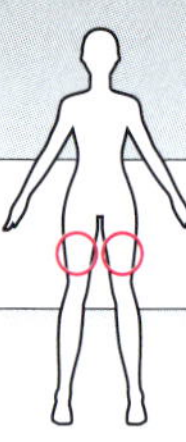

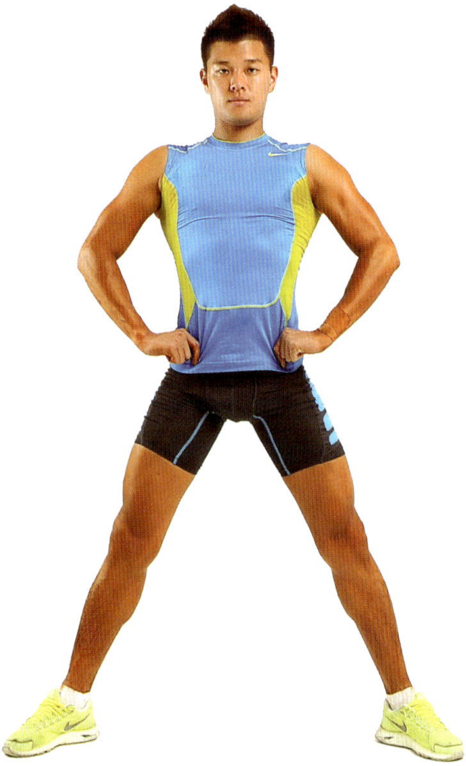

1 호흡 : 들이마신다
준비자세 : 양발을 넓게 벌려 양발 끝이 사선으로 둔다.

2 호흡 : 내쉰다
운동방법 : 준비자세에서 상체가 상자라고 생각하고 그대로 무릎을 접어 내려준다.

횟수 · 세트 : 12회, 3세트

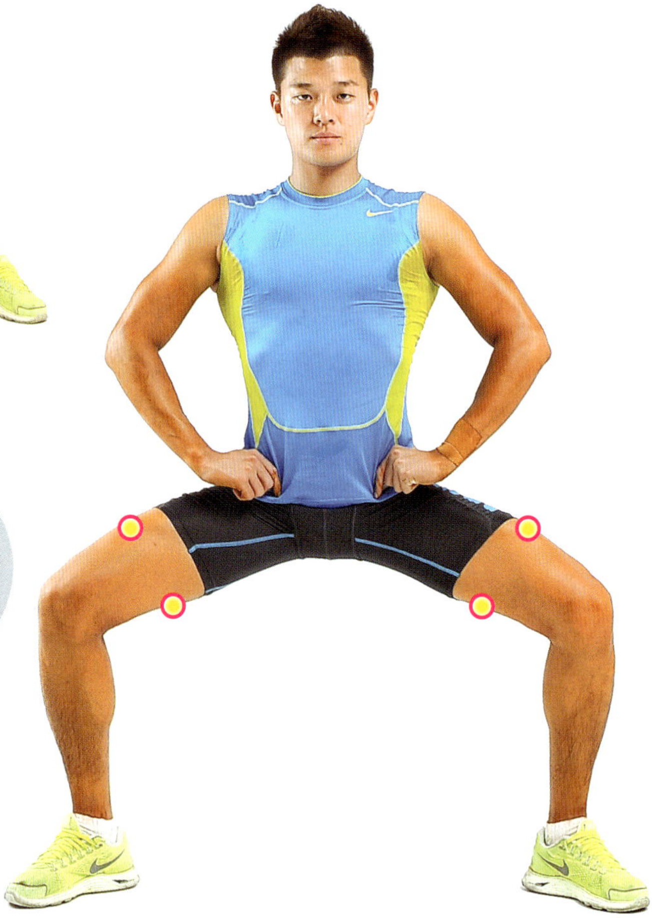

TIP
무릎이 발끝을
넘어가지 않게 하고
엉덩이를 뒤로
빼지 않는다.

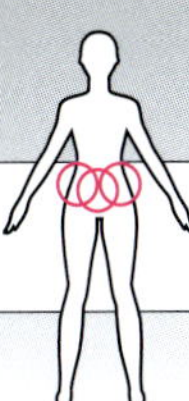

집중부위(대상근육)
복부 · 허리(전신강화)

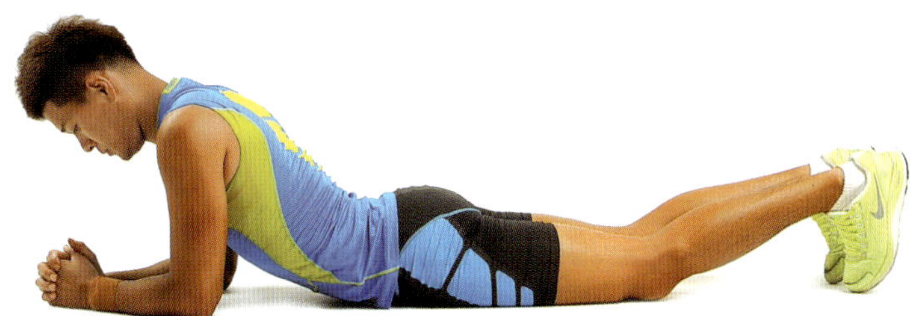

1 호흡 : 들이마신다
준비자세 : 바닥에 엎드린 다음, 팔을 가슴에 밀착시켜 깍지를 낀다.

2 호흡 : 내쉰다
운동방법 : 준비자세에서 복부에 힘을 주어 몸을 들어올린다.

횟수 · 세트 : 4회, 30초 정지

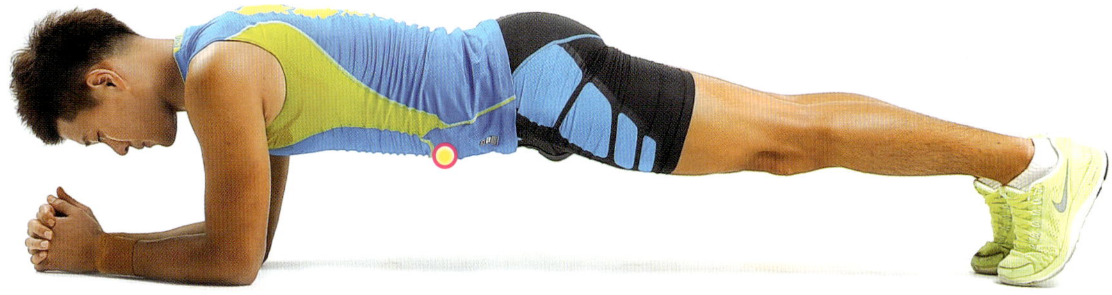

TIP
허리와 엉덩이가
내려오지 않게 복부에
긴장을 유지한다.

사이드 브리지

집중부위(대상근육)
옆구리 · 어깨

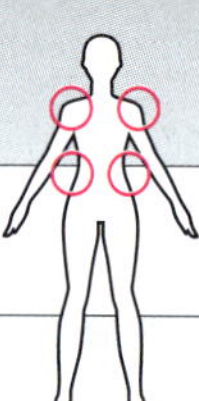

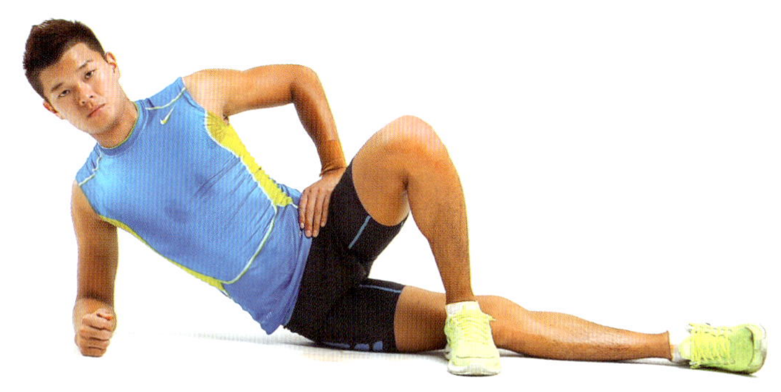

1 호흡 : 들이마신다
준비자세 : 옆으로 누운 다음, 어깨와 팔이 일직선이 되게 준비한다.

2 호흡 : 내쉰다
운동방법 : 준비자세에서 엉덩이를 들어 정지한다.

횟수 · 정지시간 : 4회, 30초 정지(좌 · 우)

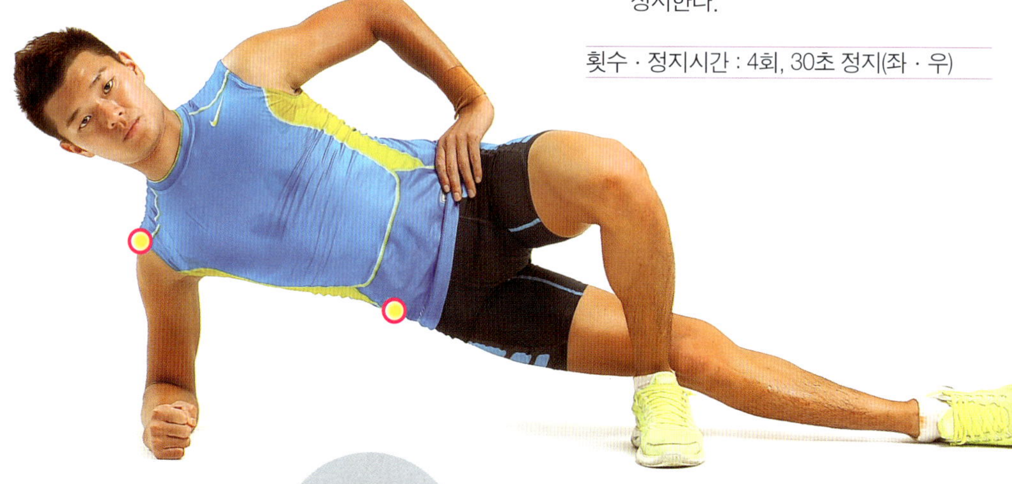

TIP
엉덩이가 뒤쪽으로
밀리지 않게 한다.

백 익스텐션

집중부위(대상근육)
허리 · 엉덩이

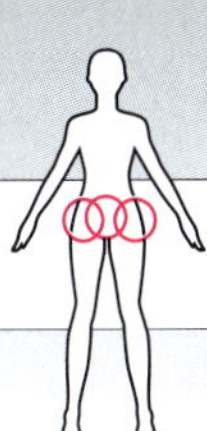

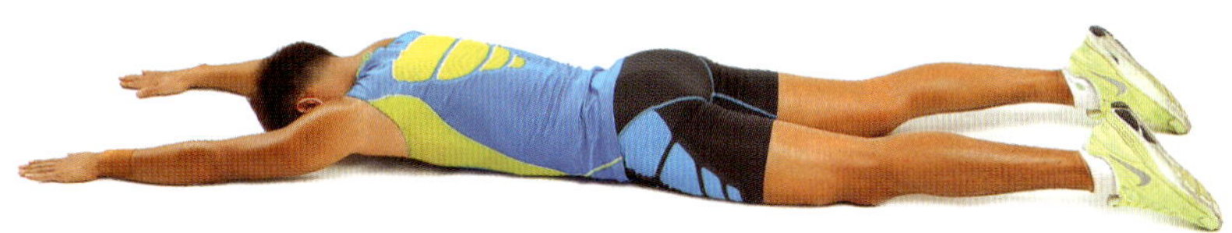

1 호흡 : 들이마신다
준비자세 : 배를 바닥에 대고 누운 다음,
발과 손을 어깨 넓이로 열어 주고 이마를
바닥에 닿게 하여 준비한다.

TIP
머리를 무리하게
들지 않는다.

2 호흡 : 내쉰다
운동방법 : 준비자세에서 복부와 엉덩이
에 힘을 주어 팔과 다리를 동시에 들어올
린다.

횟수 · 정지시간 : 4회, 10초 정지

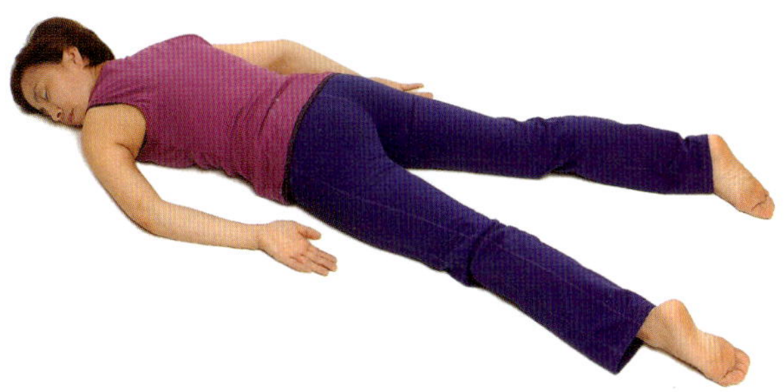

3 마무리

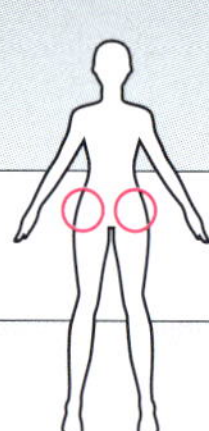

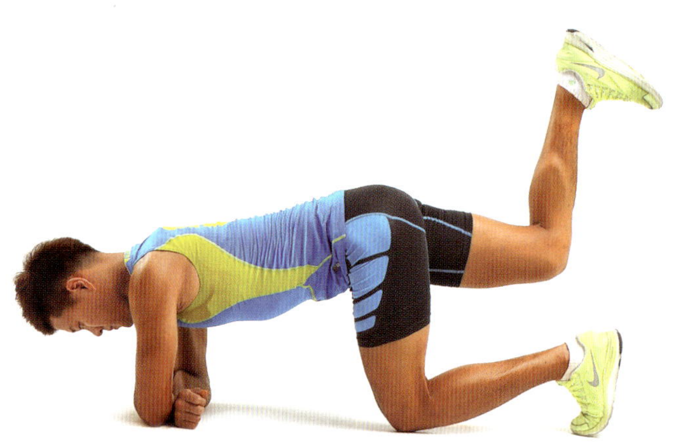

1 호흡 : 들이마신다
준비자세 : 네발기기 자세에서 팔꿈치를 접어 가슴 앞에 둔다. 한 발을 들어 무릎을 접어 준비한다.

2 호흡 : 내쉰다
운동방법 : 준비자세에서 다리를 그대로 올려 준다.

횟수 · 세트 : 12회, 3세트(좌 · 우)

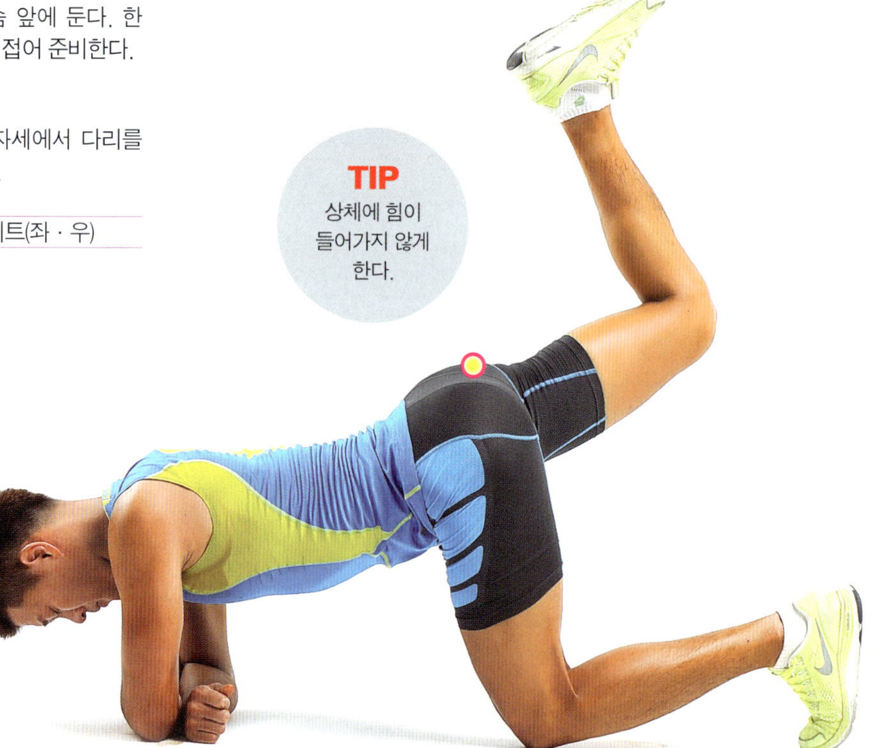

팔굽혀펴기

집중부위(대상근육)
가슴 · 팔뚝

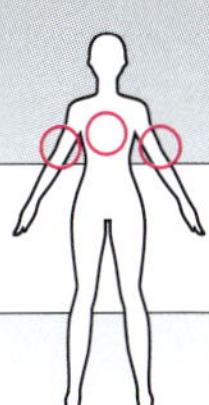

1 호흡 : 들이마신다
준비자세 : 무릎을 접어 바닥에 대
고 팔은 어깨와 직각이 되게 하고
엉덩이가 내려가지 않게 준비한다.

2 호흡 : 내쉰다
운동방법 : 준비자세에서 상체에 체
중을 실어서 턱을 살짝 당겨 가슴
쪽으로 내려간다.

횟수 · 세트 : 12회, 3세트

3 마무리

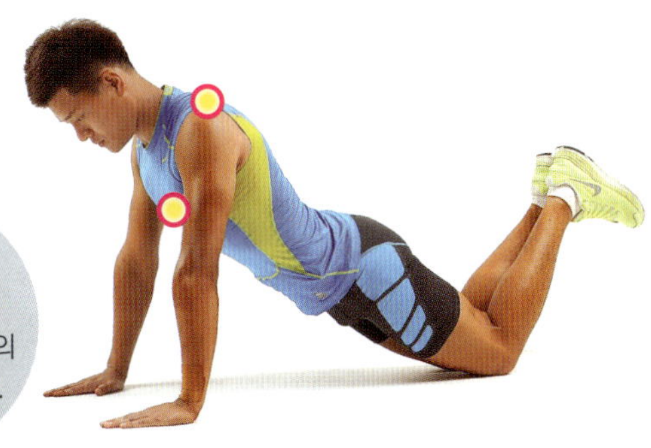

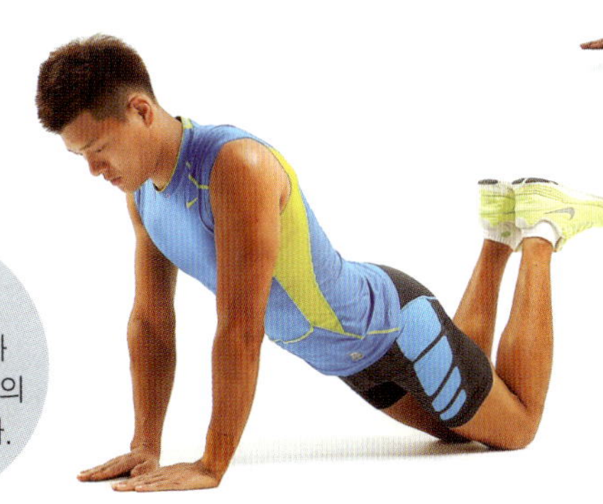

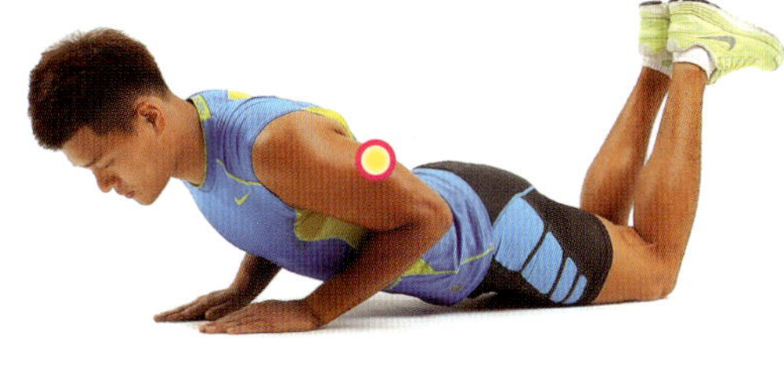

1 호흡 : 들이마신다
준비자세 : 무릎을 접어 바닥에 대
고 손과 손의 폭을 좁게 하고 엉덩
이가 내려가지 않게 준비한다.

2 호흡 : 내쉰다
운동방법 : 준비자세에서 상체에
체중을 실어서 팔꿈치가 뒤쪽으
로 향하도록 한다.

횟수 · 세트 : 12회, 3세트

3 마무리

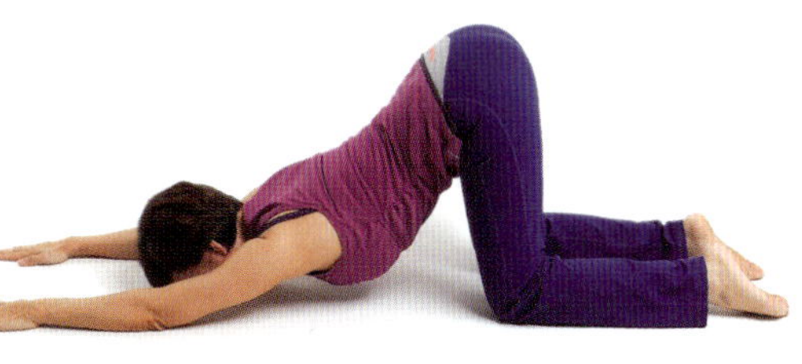

 ## 크런치 1

집중부위(대상근육)
상복부

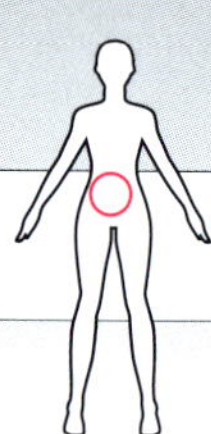

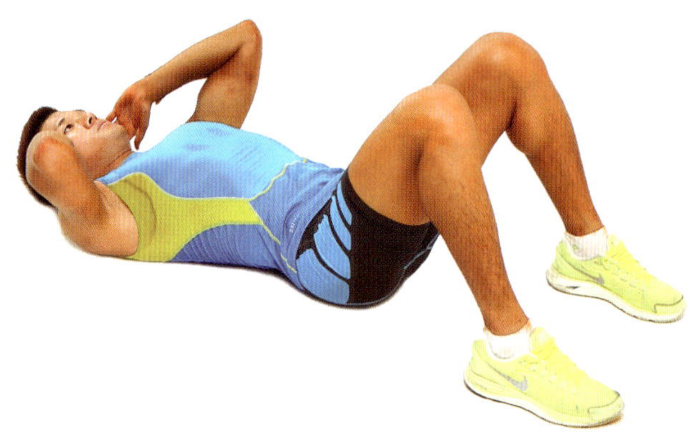

1 호흡 : 들이마신다
준비자세 : 발을 어깨 넓이로 하고 양손을 머리 쪽으로 가져 간다.

2 호흡 : 내쉰다
운동방법 : 준비자세에서 복부 의 힘으로 상체를 천천히 올려 준다. 시선은 멀리 쳐다본다.

횟수 · 세트 : 12회, 3세트

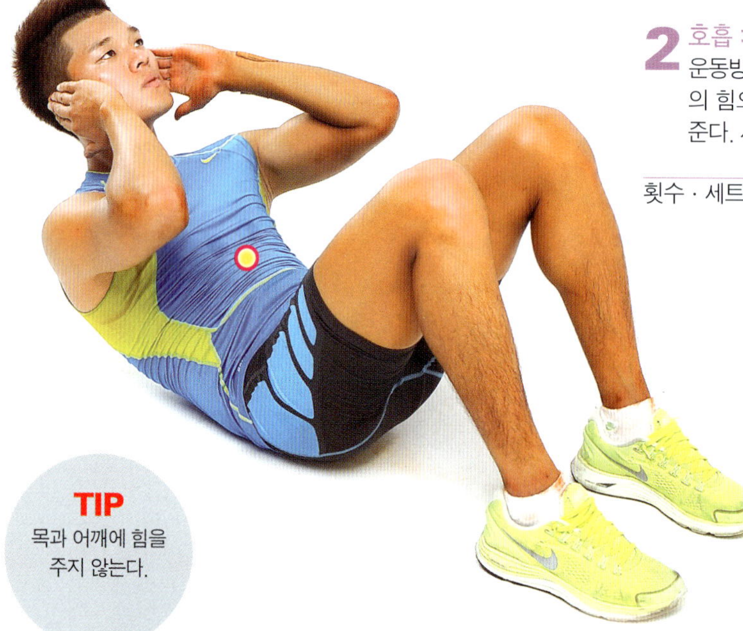

TIP
목과 어깨에 힘을 주지 않는다.

크런치 2

집중부위(대상근육)
상복부

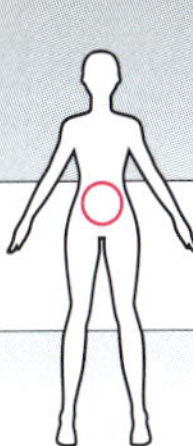

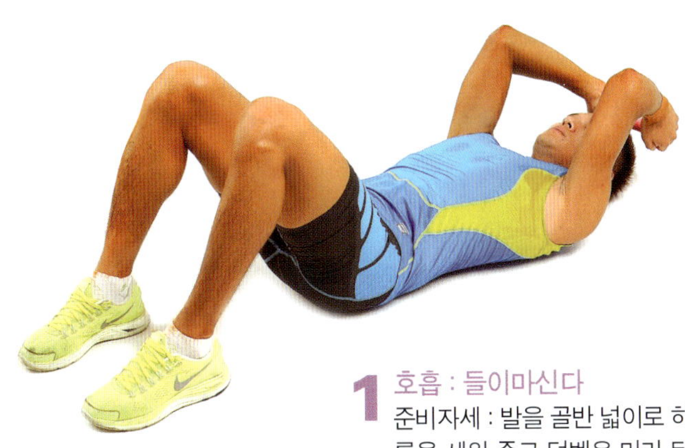

1 호흡 : 들이마신다
준비자세 : 발을 골반 넓이로 하여 무릎을 세워 주고 덤벨은 머리 뒤로 가져간다.

TIP
목, 어깨에 힘을
주지 않는다.

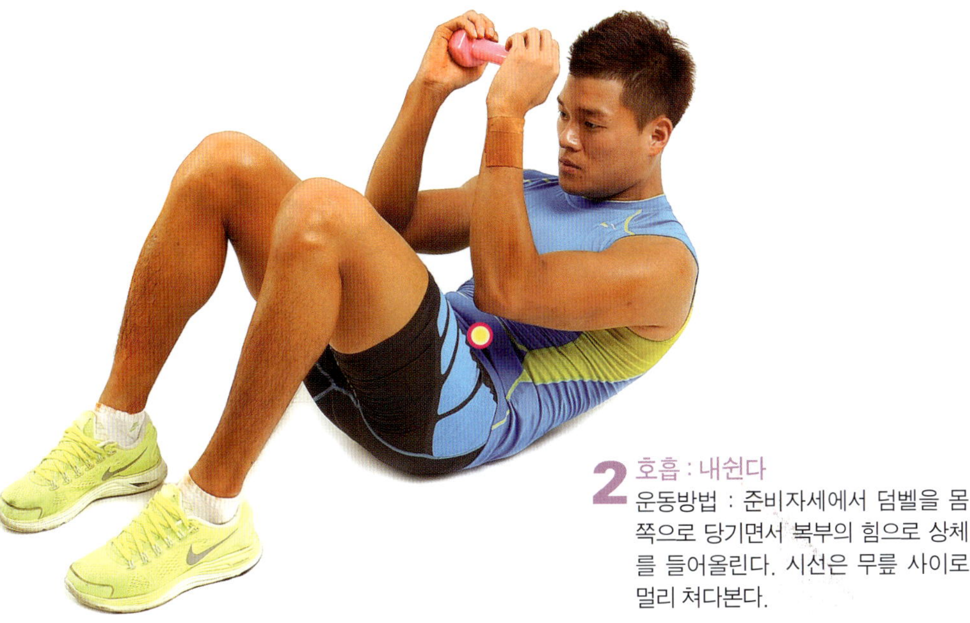

2 호흡 : 내쉰다
운동방법 : 준비자세에서 덤벨을 몸쪽으로 당기면서 복부의 힘으로 상체를 들어올린다. 시선은 무릎 사이로 멀리 쳐다본다.

횟수 · 세트 : 12회, 3세트

크런치 3

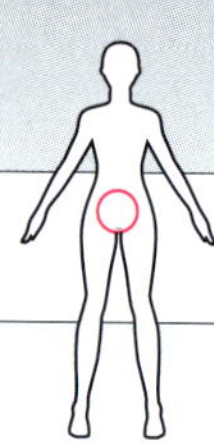

집중부위(대상근육)
하복부

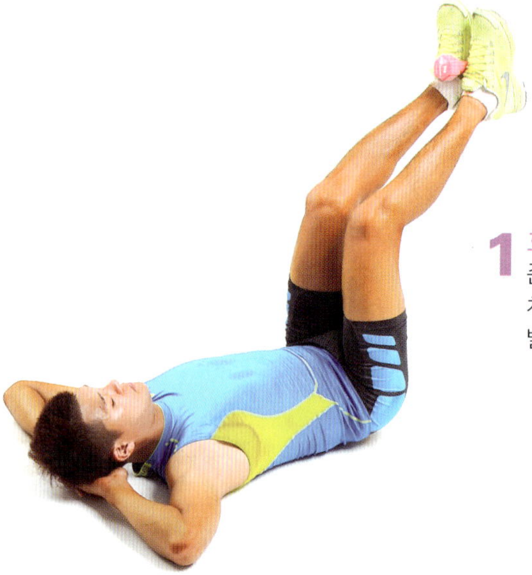

1 호흡 : 들이마신다
준비자세 : 손을 머리 뒤로 깍지 끼고 팔꿈치를 바닥에 닿게 하고 누운 다음, 덤벨을 발 사이에 끼워 준비한다.

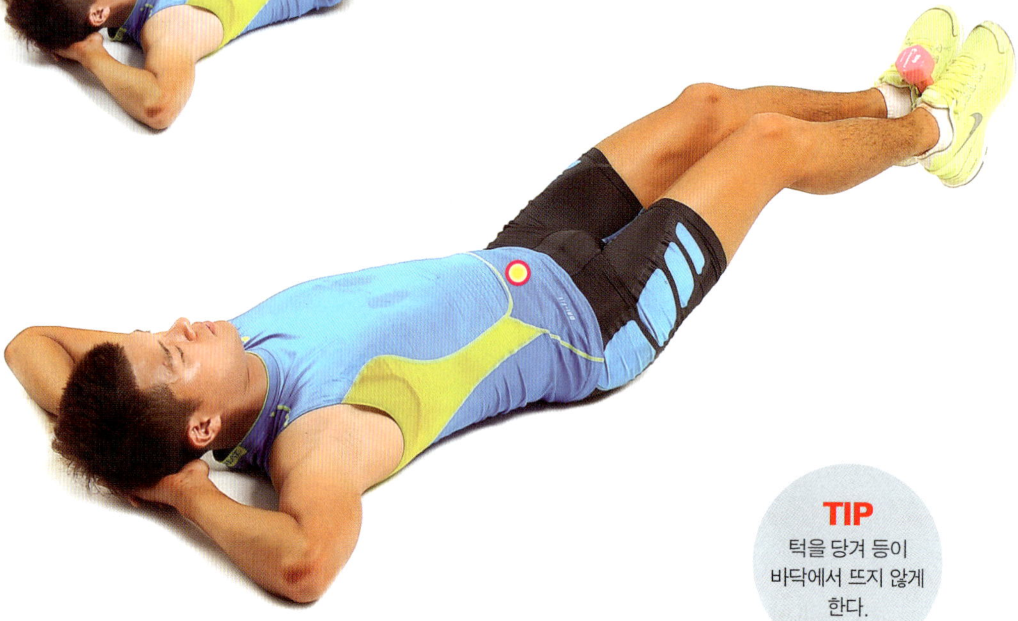

TIP
턱을 당겨 등이 바닥에서 뜨지 않게 한다.

2 호흡 : 내쉰다
운동방법 : 준비자세에서 무릎을 살짝 접어 복부의 힘으로 천천히 반복한다.

횟수 · 세트 : 12회, 3세트

리버스 크런치

집중부위(대상근육)
하복부

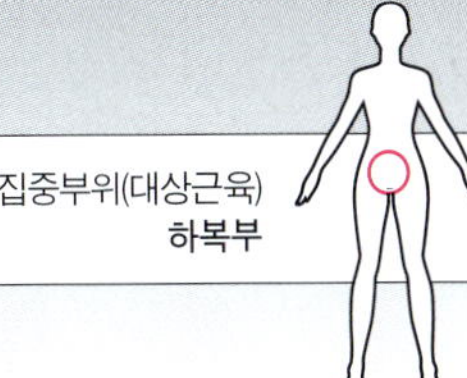

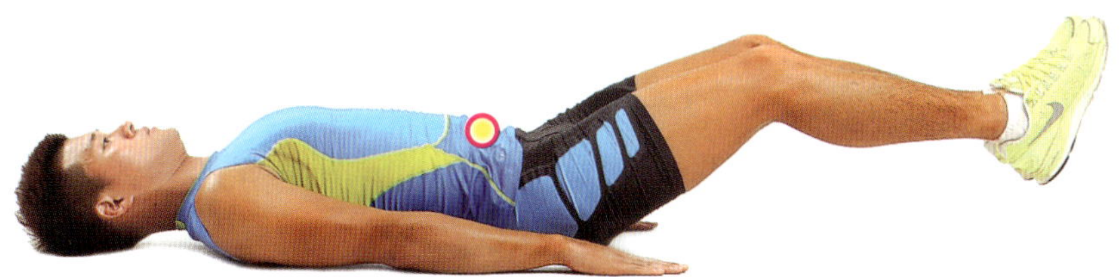

1 호흡 : 들이마신다
준비자세 : 바닥에 누워 무릎을 약간 접어 다리를 들어 준비한다.

TIP
허리가 바닥에서 뜨지 않게 붙여 준다.

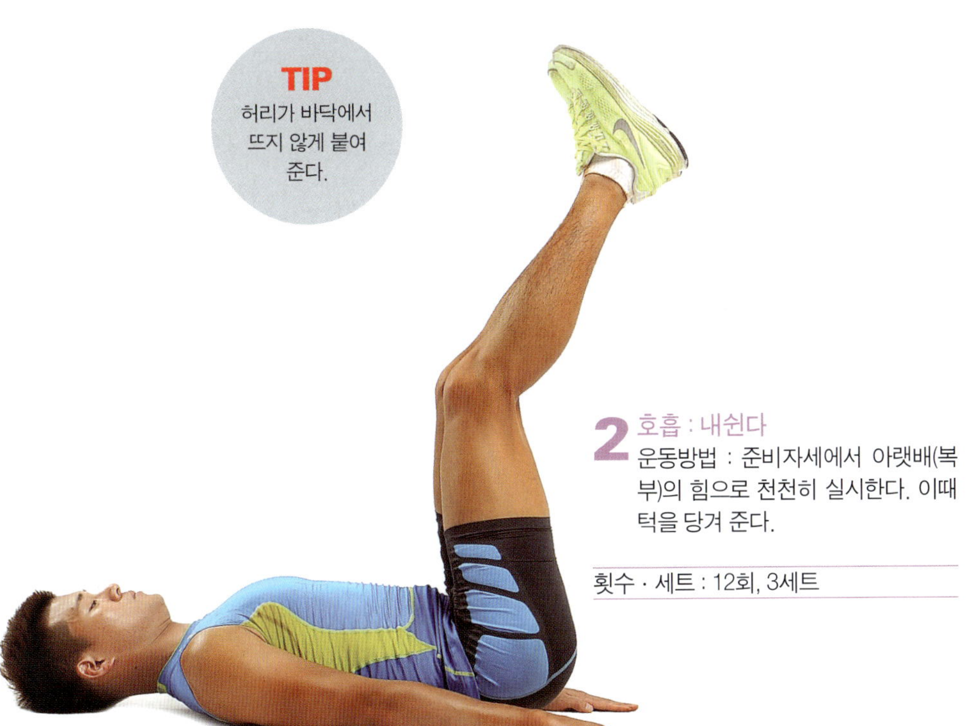

2 호흡 : 내쉰다
운동방법 : 준비자세에서 아랫배(복부)의 힘으로 천천히 실시한다. 이때 턱을 당겨 준다.

횟수 · 세트 : 12회, 3세트

플랭크 변형 동작

집중부위(대상근육)
복부 · 허리(전신강화)

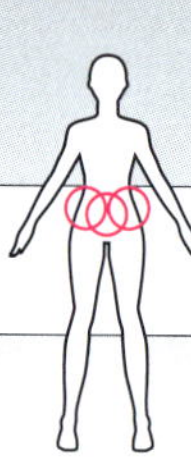

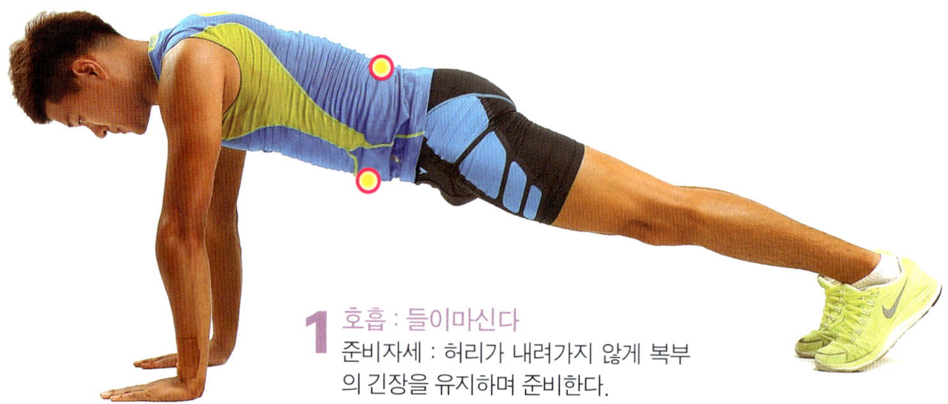

1 호흡 : 들이마신다
준비자세 : 허리가 내려가지 않게 복부의 긴장을 유지하며 준비한다.

2 호흡 : 내쉰다
운동방법 : 준비자세에서 엉덩이를 위로 들어주고 머리를 몸 쪽으로 숙여 배꼽을 쳐다본다.

횟수 · 세트 : 12회, 3세트

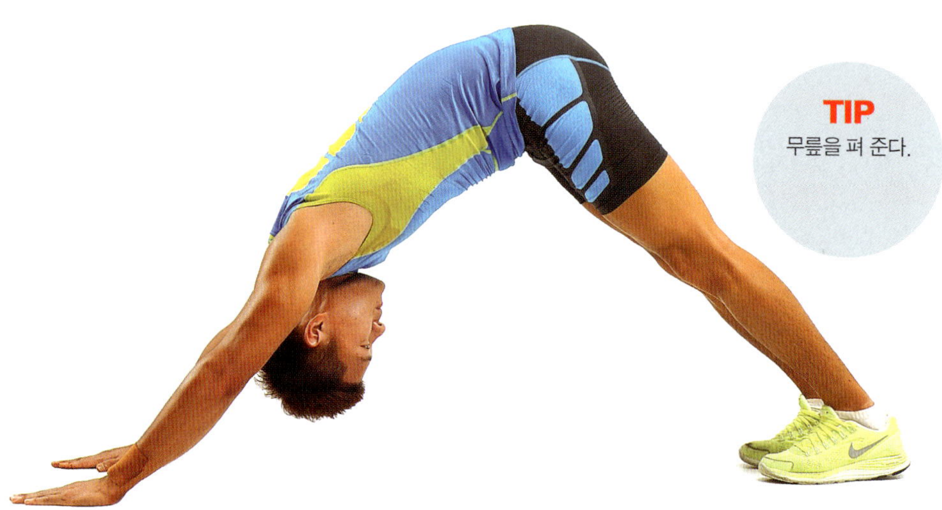

TIP
무릎을 펴 준다.

덤벨 사이드 운동

집중부위(대상근육)
옆구리

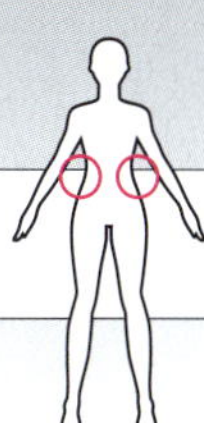

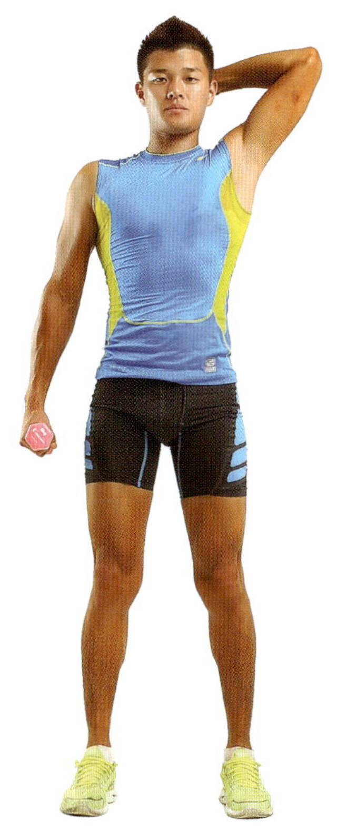

1 호흡 : 들이마신다
준비자세 : 발을 어깨 넓이로 하고
한 손은 머리 뒤로 가져가 정면을
보고 준비한다.

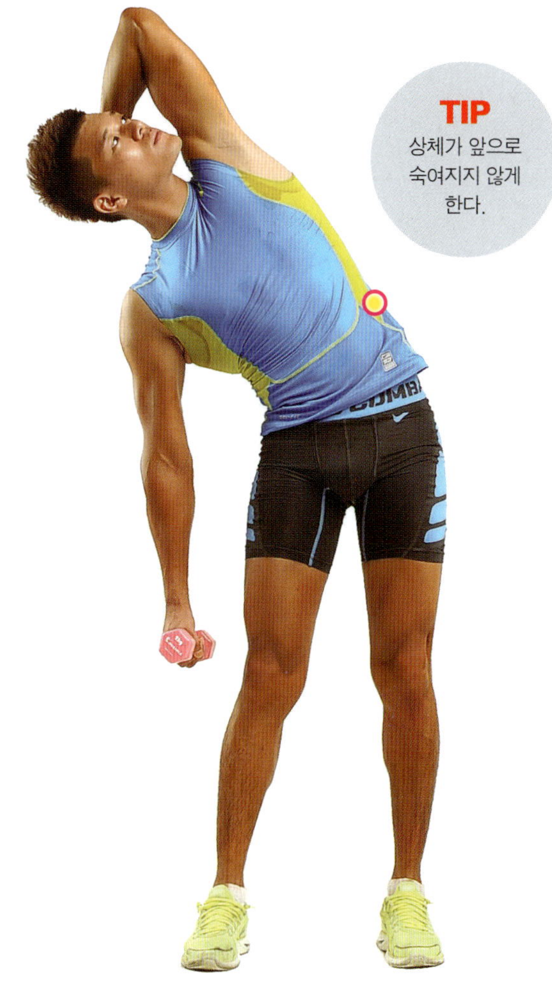

2 호흡 : 내쉰다
운동방법 : 준비자세에서 한쪽 방
향으로 내려가면서 시선은 반대로
향하게 하여 옆구리를 자극한다.

횟수 · 세트 : 12회, 3세트

스티브 레그 익스텐션

집중부위(대상근육)
허벅지 뒤쪽 · 허리 · 엉덩이

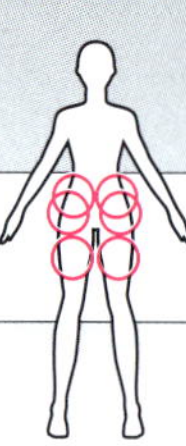

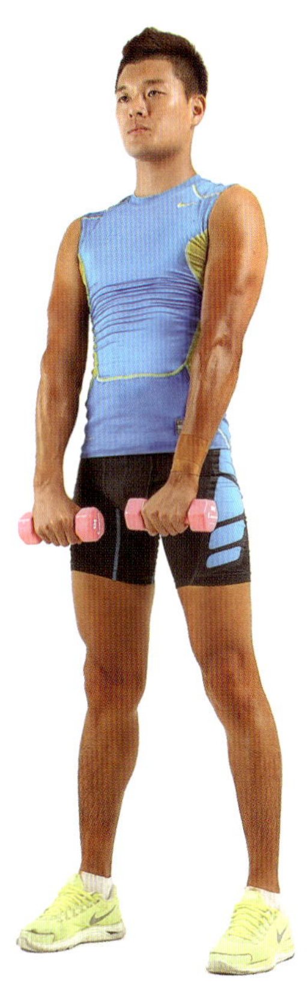

1 호흡 : 들이마신다
준비자세 : 발은 11자 골반 넓이로 선 다음,
덤벨을 잡은 손을 다리 앞에 둔다.

2 호흡 : 내쉰다
운동방법 : 준비자세에서 엉덩이를 뒤로 빼
면서 등을 펴고 상체를 숙여 준다. 이때 시선
은 정면을 바라본다.

횟수 · 세트 : 12회, 3세트

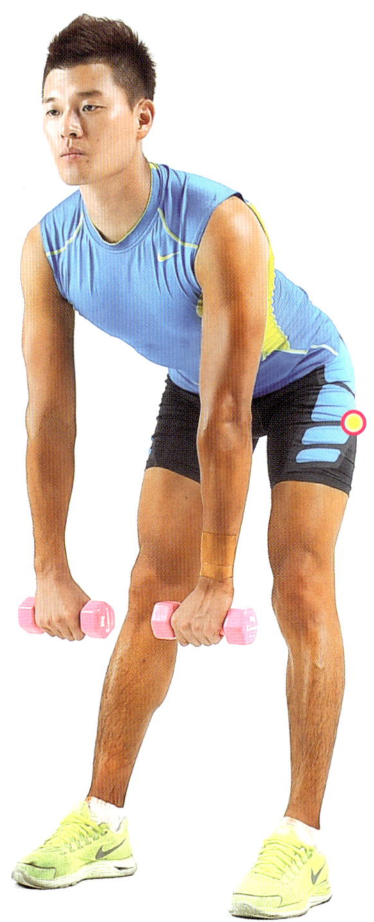

TIP
어깨 힘을 뺀다.

집중부위(대상근육)
허벅지 앞쪽 · 엉덩이

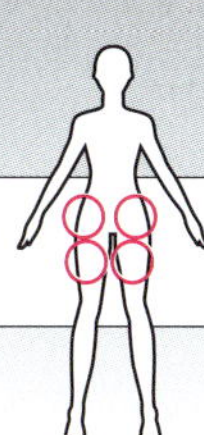

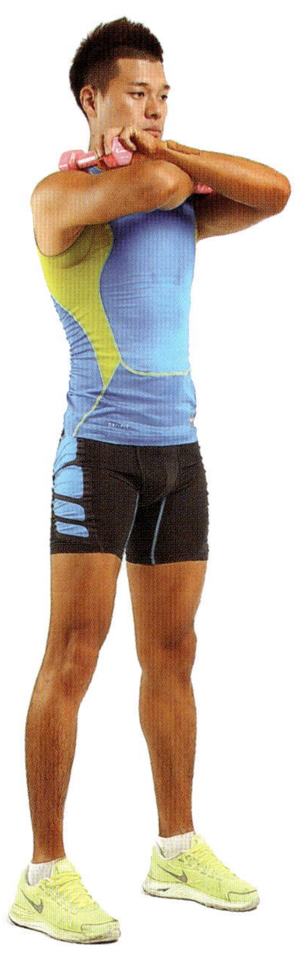

1 호흡 : 들이마신다
준비자세 : 발을 11자로 골반 넓이로 선다. 덤벨을 어깨 위에 교차하여 올려놓고 팔꿈치를 들어준다.

2 호흡 : 내쉰다
운동방법 : 준비자세에서 엉덩이를 뒤로 빼면서 무릎을 접어 앉는다. 이때 등을 펴 주고 가슴이 정면을 보게 한다.

횟수 · 세트 : 12회, 3세트

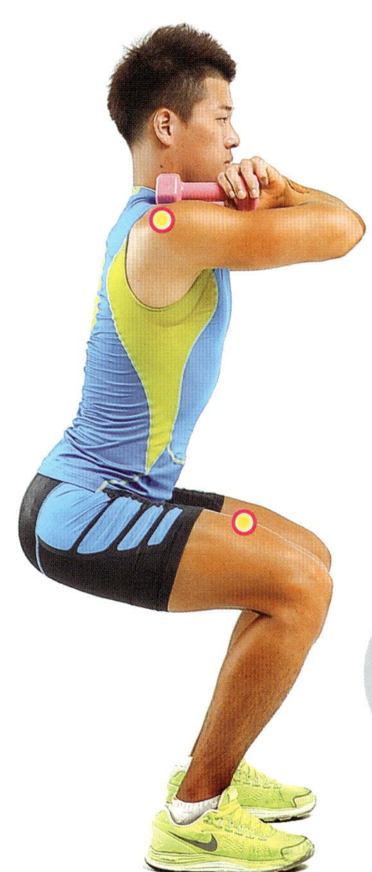

TIP
무릎이 발끝을
넘어서지 않게
한다.

사이드 런지

집중부위(대상근육)
허벅지(안쪽 · 바깥쪽)

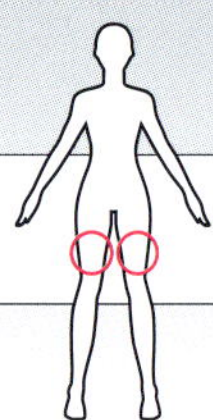

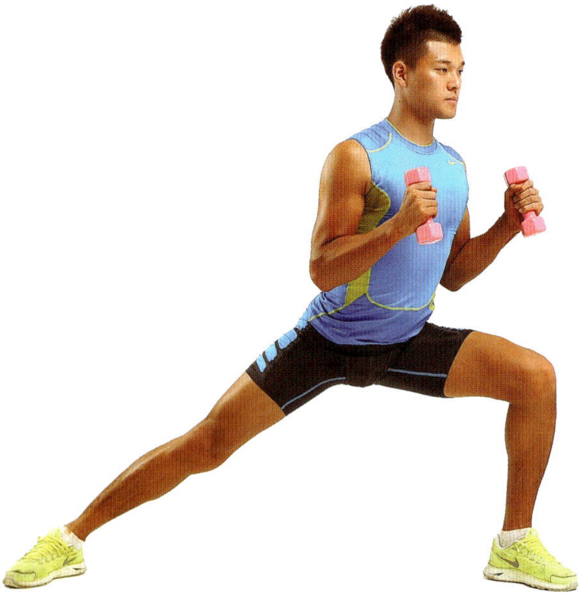

1 호흡 : 들이마신다
준비자세 : 양발을 넓게 하고 발끝이 사선을 보게 한다. 등을 펴고 한쪽으로 체중을 이동시 킨다.

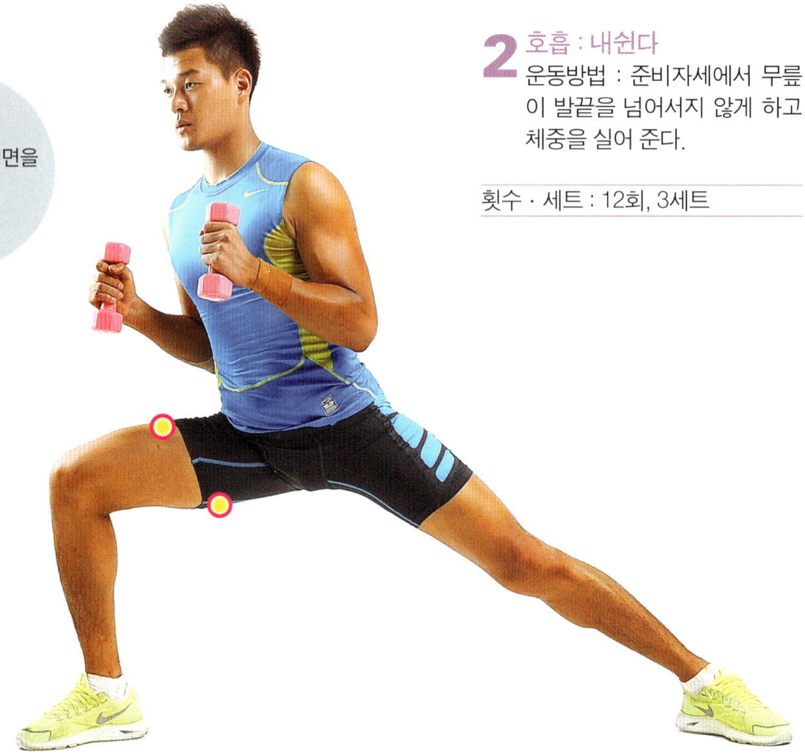

TIP
시선은 사선 정면을 본다.

2 호흡 : 내쉰다
운동방법 : 준비자세에서 무릎 이 발끝을 넘어서지 않게 하고 체중을 실어 준다.

횟수 · 세트 : 12회, 3세트

 | # 런지

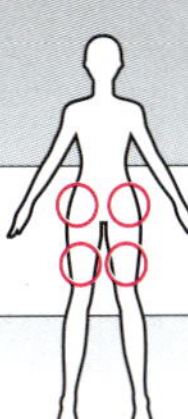

집중부위(대상근육)
허벅지 앞쪽 · 엉덩이

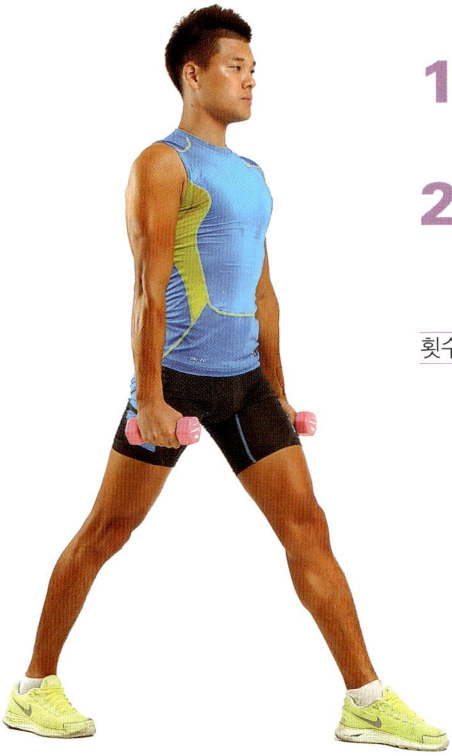

1 호흡 : 들이마신다
준비자세 : 보폭을 크게 하여 발을 일
직선이 되게 선다.

2 호흡 : 내쉰다
운동방법 : 준비자세에서 앞, 뒤 다리
에 체중을 똑같이 실어 주고 직각이 되
게 내리면서 팔을 올려 준다.

횟수 · 세트 : 12회, 3세트

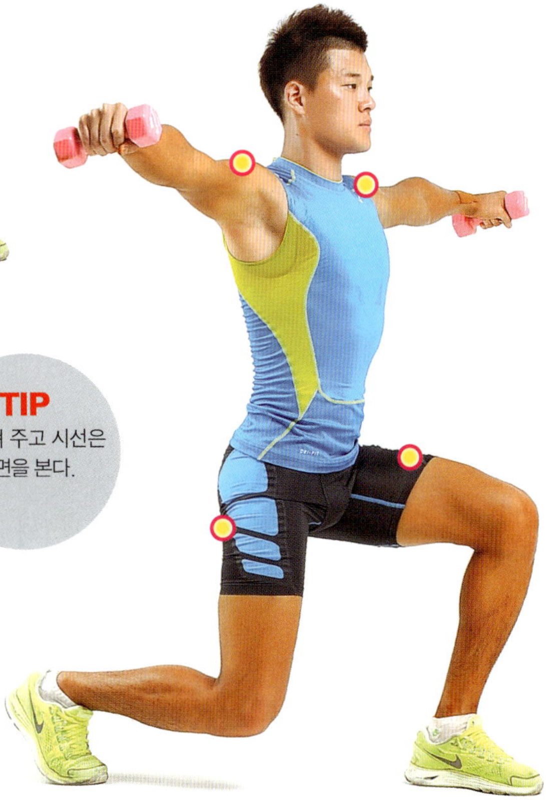

TIP
등을 펴 주고 시선은
정면을 본다.

덤벨 킥 백

집중부위(대상근육)
팔뚝(삼두)

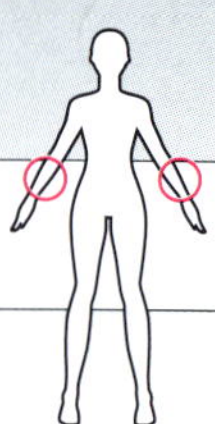

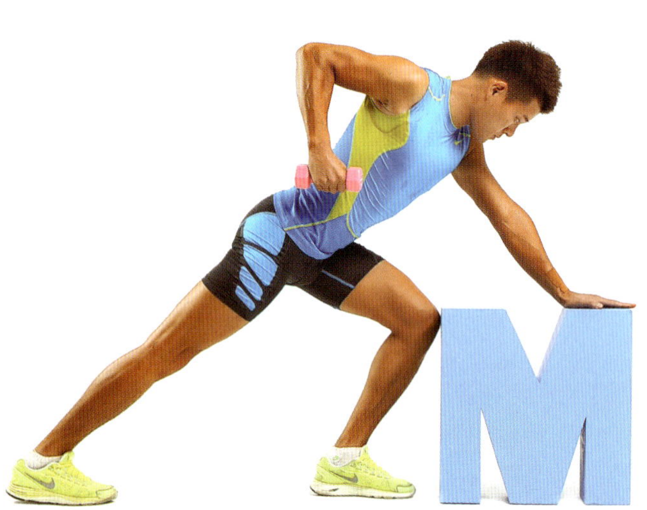

1 호흡 : 들이마신다
준비자세 : 발을 넓게 하고 무릎을 접은 다음, 척추를 펴고 상체를 앞으로 숙여 팔꿈치를 접어 준비한다.

2 호흡 : 내쉰다
운동방법 : 준비자세에서 어깨와 팔꿈치를 고정하고 실시한다.

횟수 · 세트 : 12회, 3세트

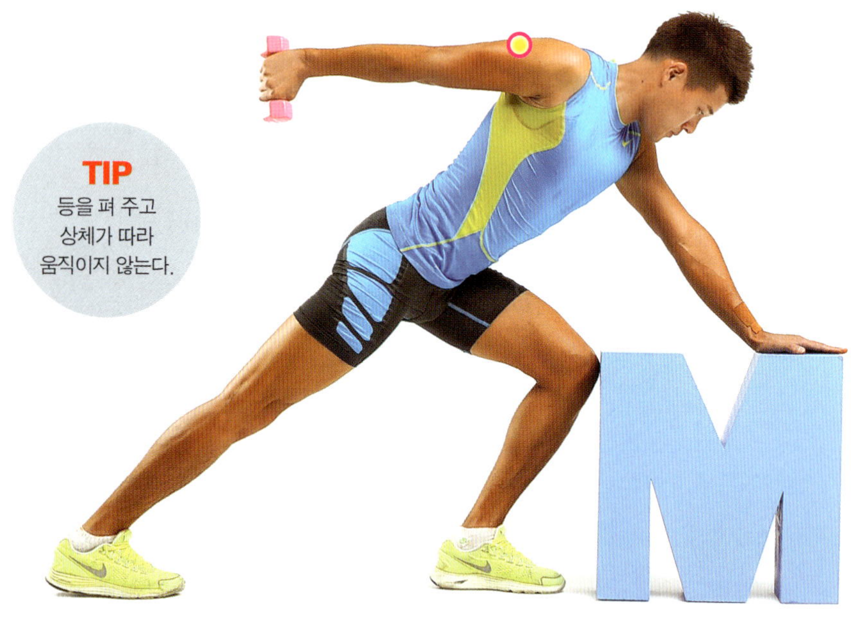

덤벨 플라이

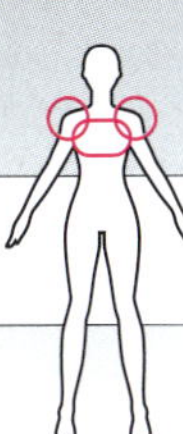

집중부위(대상근육)
어깨 · 등

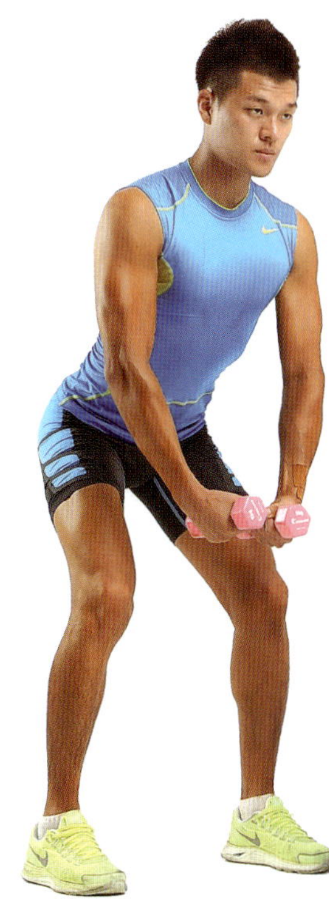

1 호흡 : 들이마신다
준비자세 : 발은 어깨 넓이로 11자로 선 다음, 엉덩이를 뒤로 빼면서 무릎을 살짝 접어 두고 등을 펴고 상체를 약간 숙여 준다.

2 호흡 : 내쉰다
운동방법 : 준비자세에서 몸을 고정하고 나비가 날개를 펴듯이 어깨 높이 만큼 올려 준다.

횟수 · 세트 : 12회, 3세트

TIP
등을 펴 주고
어깨 힘을
주지 않는다.

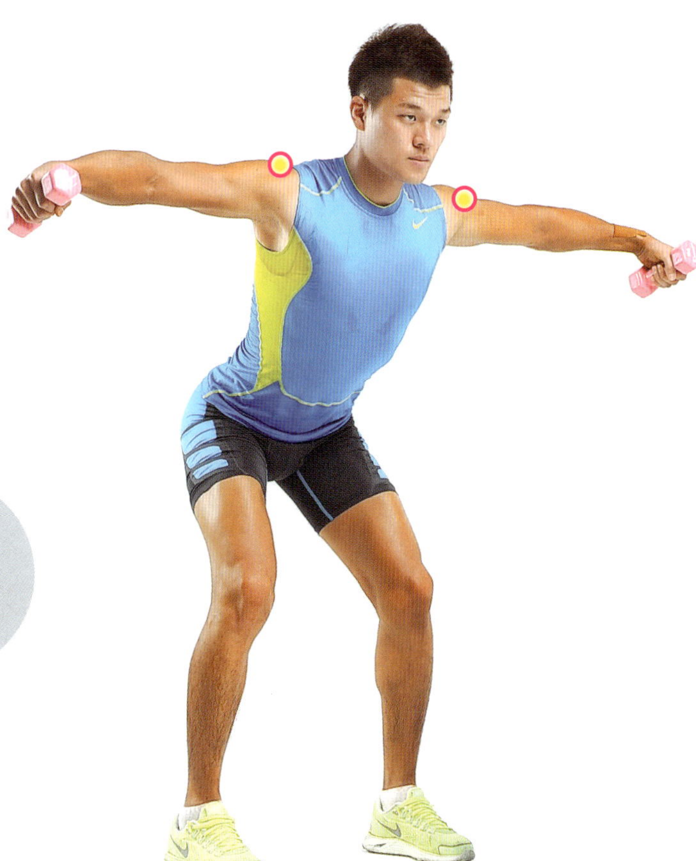

덤벨 숄드 프레스

집중부위(대상근육)
어깨

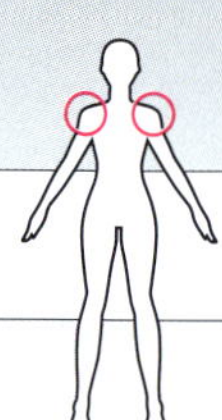

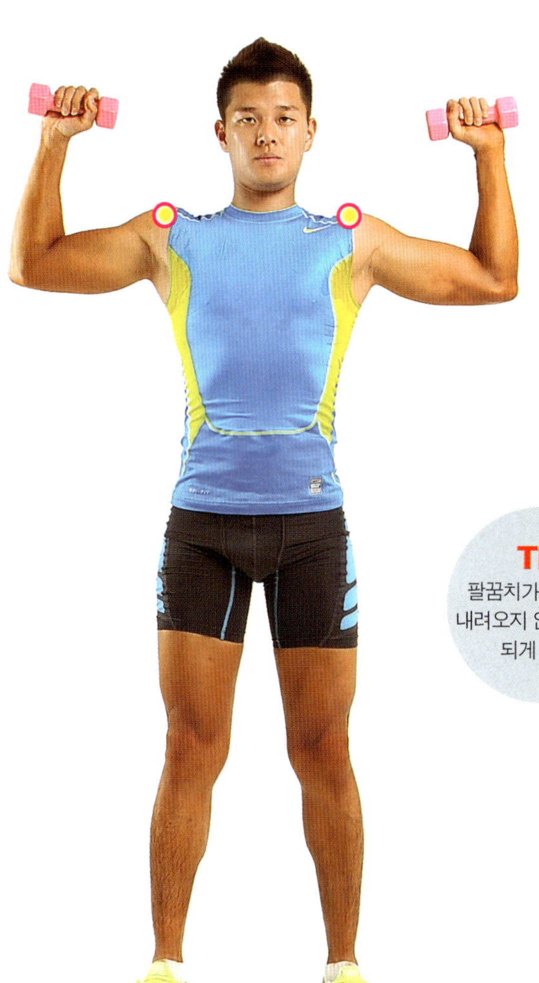

1 호흡 : 들이마신다
준비자세 : 양발을 어깨 넓이로 선 다음,
어깨와 팔꿈치가 직각이 되게 한다.

TIP
팔꿈치가 어깨선을
내려오지 않게 직각이
되게 한다.

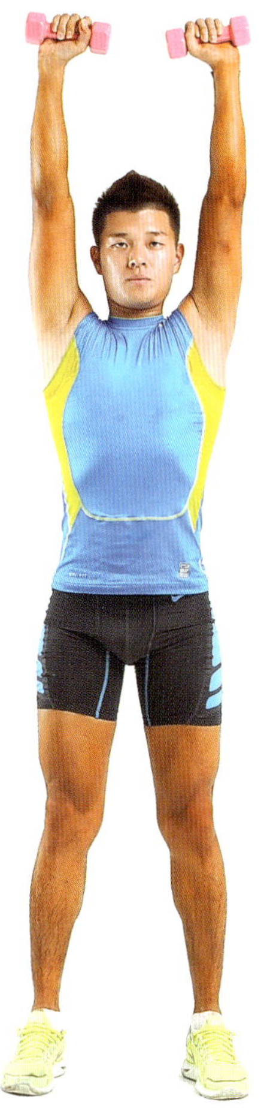

2 호흡 : 내쉰다
운동방법 : 준비자세에서 천천히
그대로 올려 준다.

횟수 · 세트 : 12회, 3세트

사이드 레터럴

집중부위(대상근육)
어깨

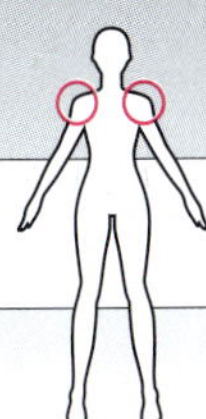

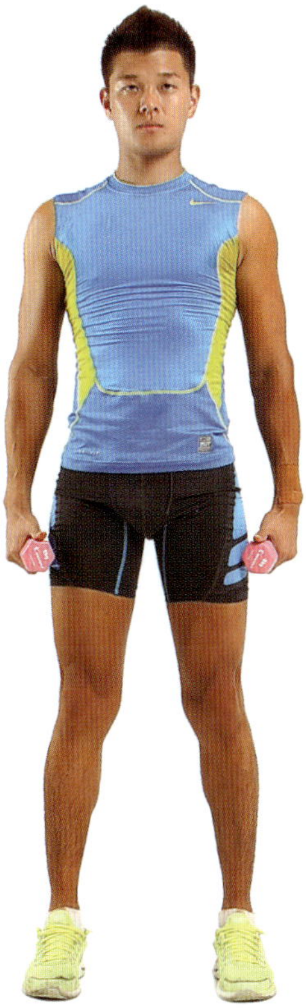

TIP
어깨에 힘을
주지 않는다.

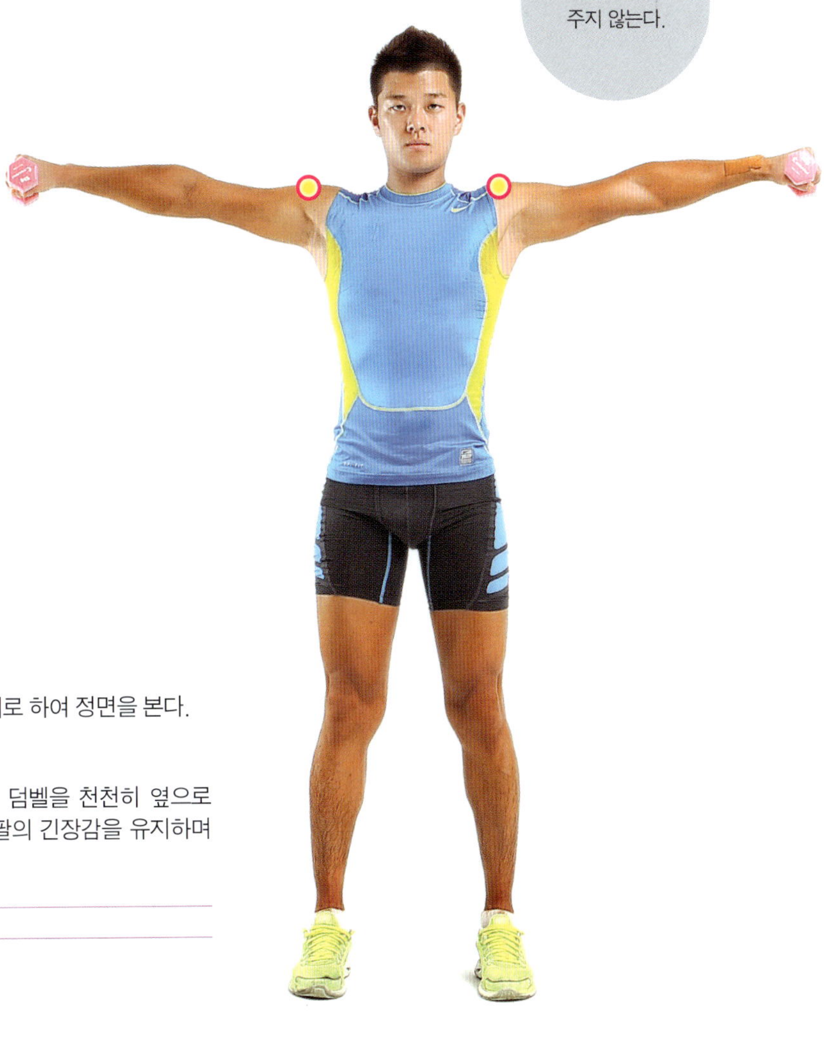

1 호흡 : 들이마신다
준비자세 : 발을 어깨 넓이로 하여 정면을 본다.

2 호흡 : 내쉰다
운동방법 : 준비자세에서 덤벨을 천천히 옆으로
올려 준다. 내려올 때도 팔의 긴장감을 유지하며
천천히 내린다.

횟수 · 세트 : 12회, 3세트

프론트 레터럴

집중부위(대상근육)
어깨

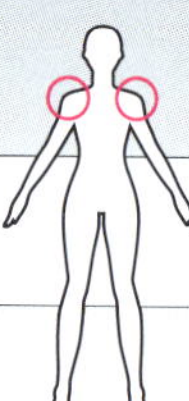

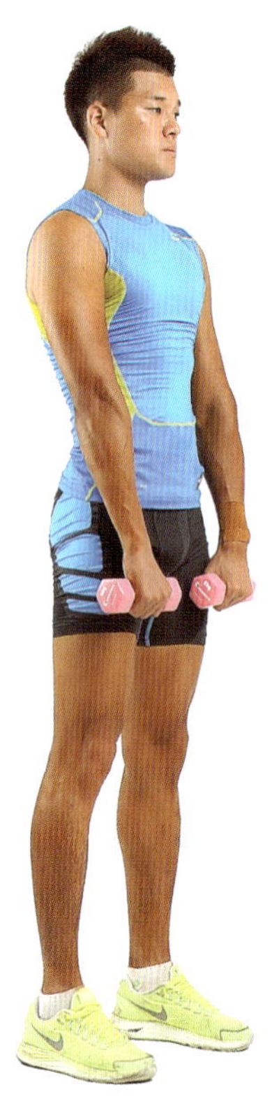

1 호흡 : 들이마신다
준비자세 : 어깨 넓이로 선 자세에서 손
등이 앞으로 보이게 덤벨을 잡아 준다.

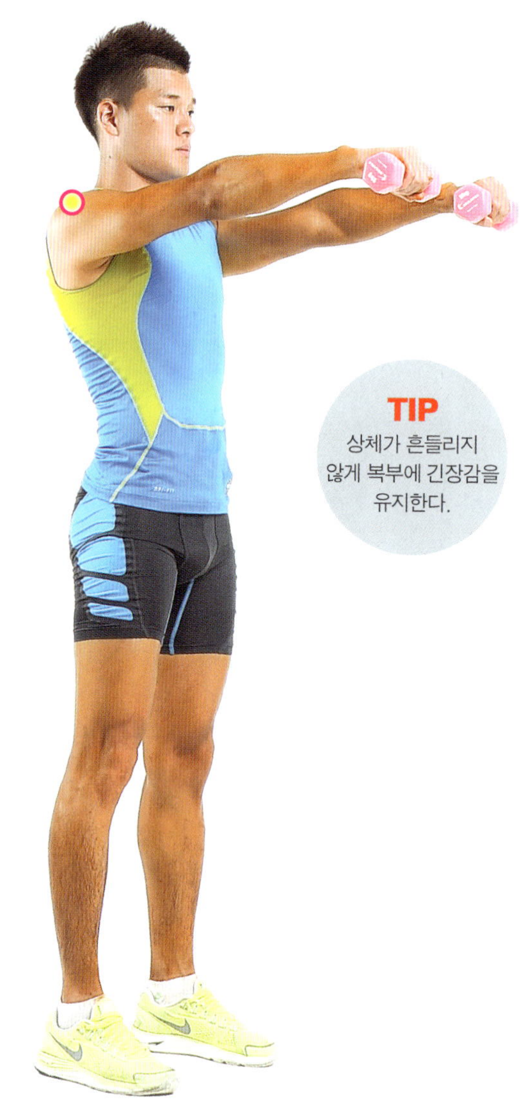

2 호흡 : 내쉰다
운동방법 : 준비자세에서 천천히 앞으로
올려 준다. 내려올 때도 팔의 긴장감을
유지하며 천천히 내린다.

횟수 · 세트 : 12회, 3세트

덤벨 로우

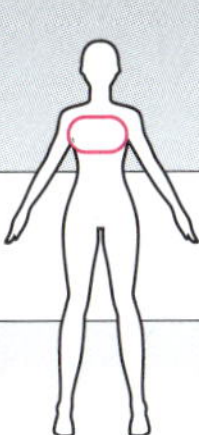

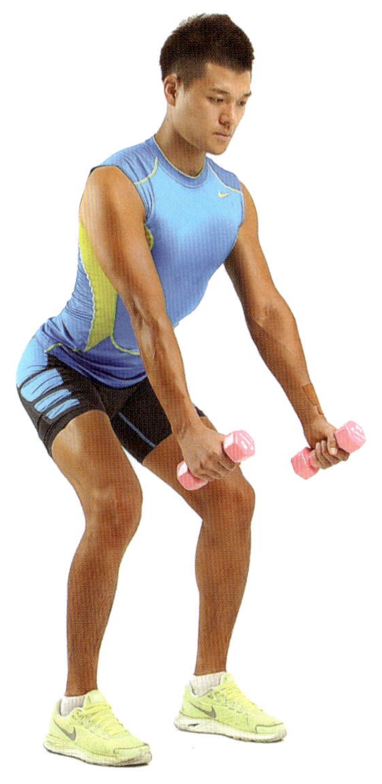

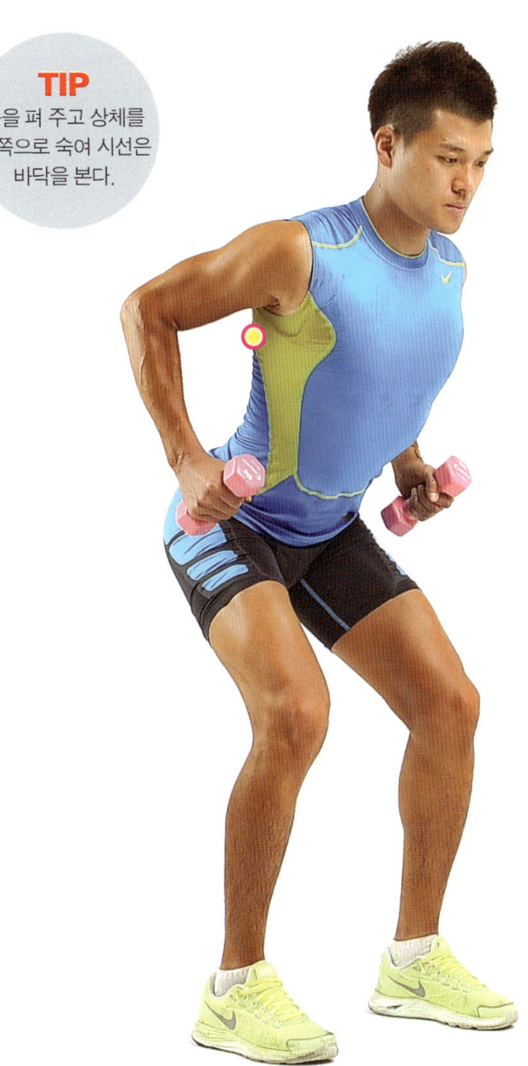

1 호흡 : 들이마신다

준비자세 : 발을 어깨 넓이로 11 자로 선 다음, 엉덩이를 뒤로 살짝 빼면서 무릎을 접어 준비한다.

2 호흡 : 내쉰다

운동방법 : 준비자세에서 팔꿈치를 뒤로 당기면서 견갑골을 척추 쪽으로 수축시킨다.

횟수 · 세트 : 12회, 3세트

덤벨 풀 오버

집중부위(대상근육)
가슴 상부 · 어깨

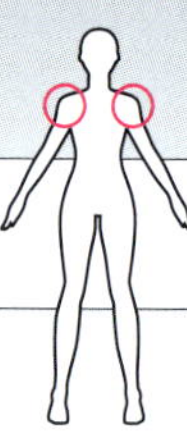

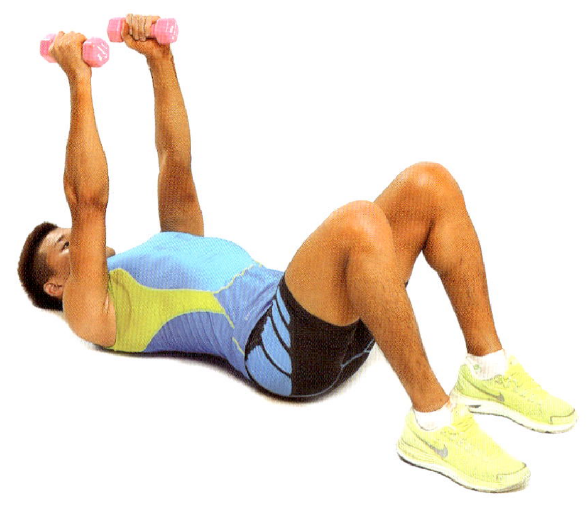

1 호흡 : 들이마신다
준비자세 : 발을 골반 넓이로 하여 무릎을 세워 주고 누운 다음, 손바닥이 마주 보게 망치를 잡듯이 덤벨을 잡는다.

2 호흡 : 내쉰다
운동방법 : 준비자세에서 천천히 뒤쪽으로 넘겨준다. 이때 덤벨이 바닥에 닿지 않게 한다.

횟수 · 세트 : 12회, 3세트

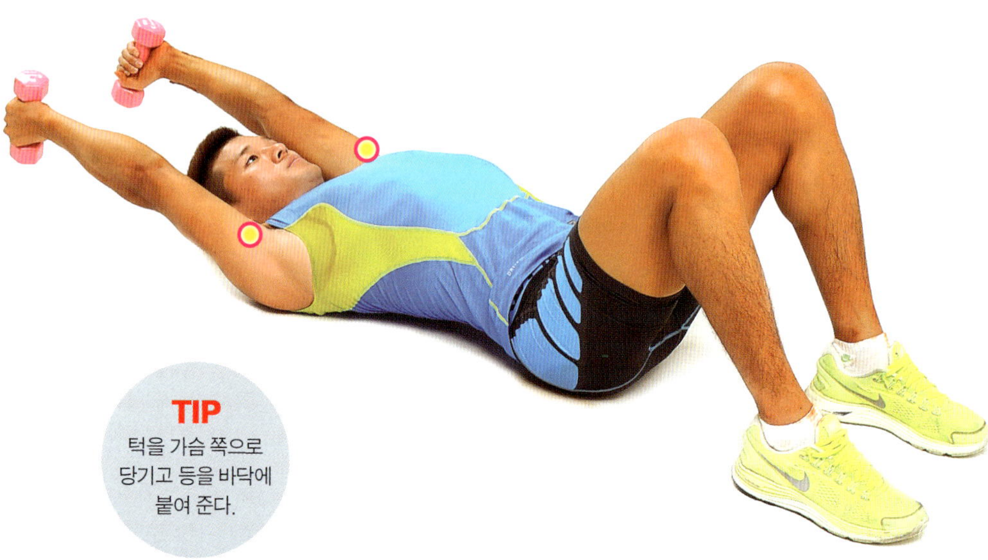

TIP
턱을 가슴 쪽으로 당기고 등을 바닥에 붙여 준다.

레터럴 레이즈

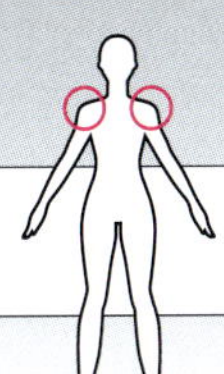

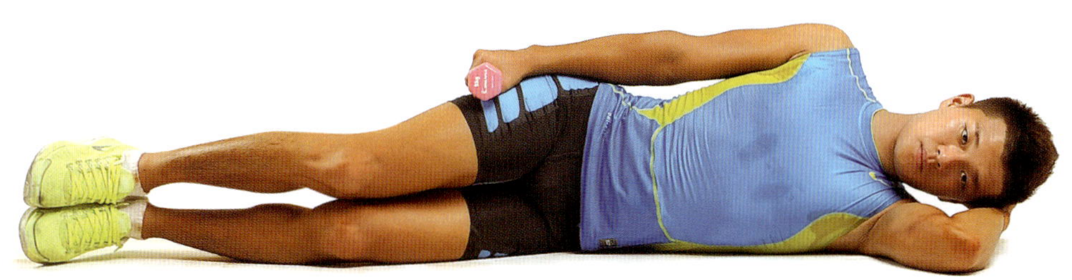

1 호흡 : 들이마신다
준비자세 : 옆으로 누워 무릎을 살짝 접어 편하게 눕는다.

2 호흡 : 내쉰다
운동방법 : 준비자세에서 위에 있는 팔을 천천히 올렸다 내렸다를 반복한다.

횟수 · 세트 : 12회, 3세트

TIP
어깨에 힘을 뺀다.

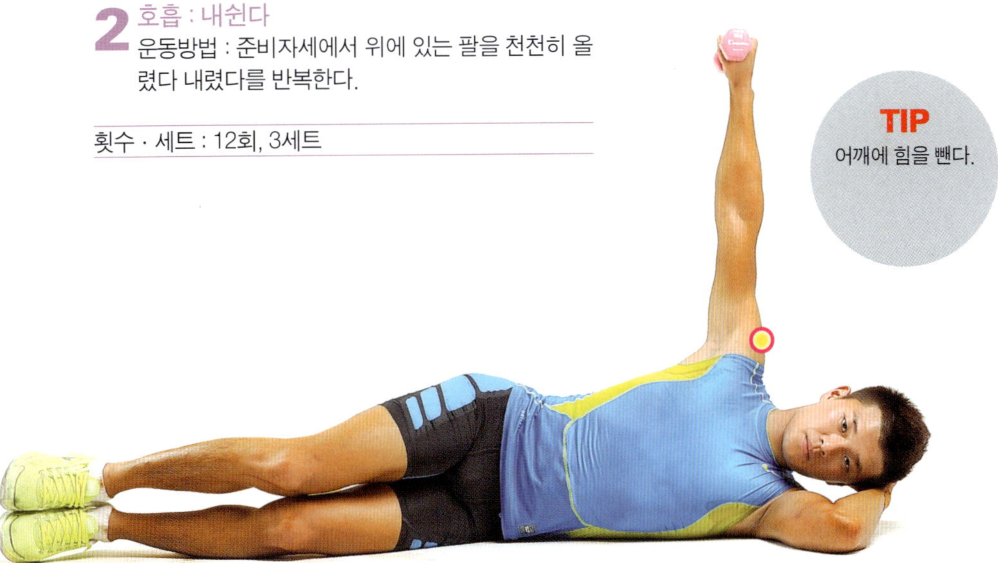

덤벨 플라이

집중부위(대상근육)
가슴

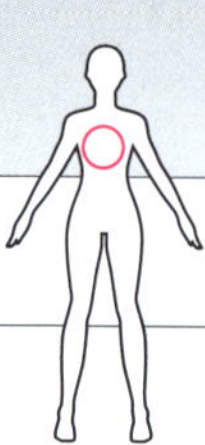

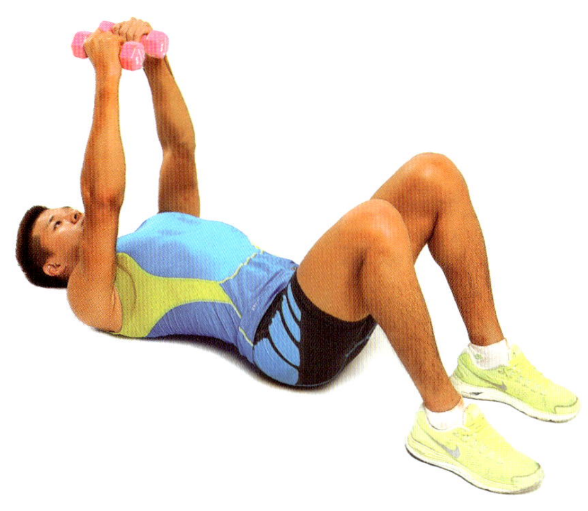

1 호흡 : 들이마신다
준비자세 : 발을 골반 넓이로 벌려 세워 주고 바닥에 누워 덤벨을 가슴 위로 올려 준다.

2 호흡 : 내쉰다
운동방법 : 준비자세에서 나비가 날개를 펴듯이 열어 준다. 이때 덤벨이 바닥에 닿지 않게 한다.

횟수 · 세트 : 12회, 3세트

TIP
운동 시 팔꿈치를
약간 접어 둔다.

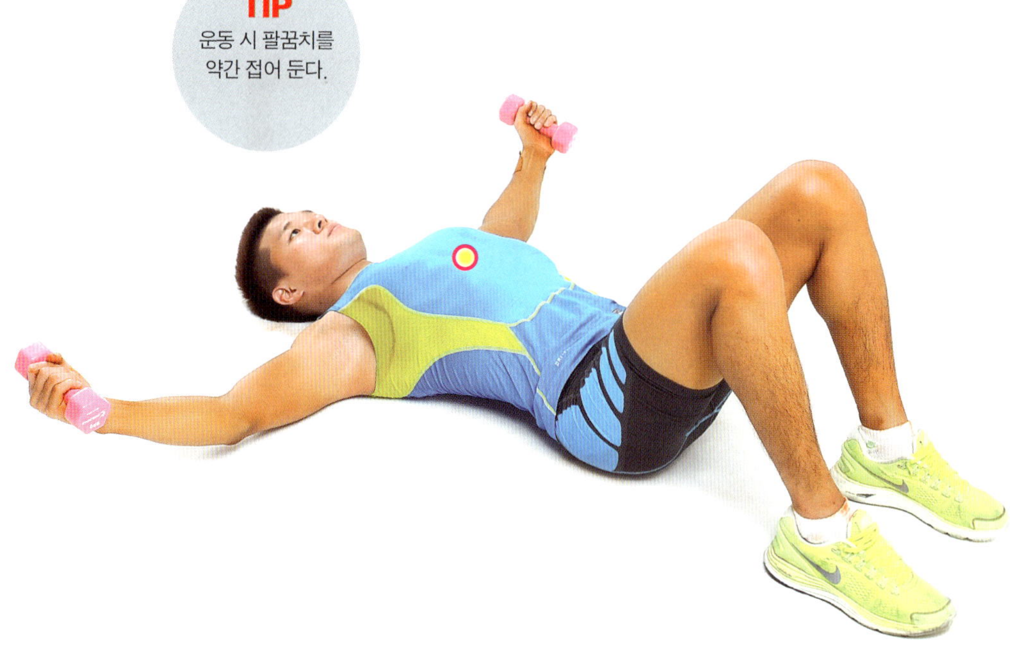

덤벨 프레스

집중부위(대상근육)
가슴

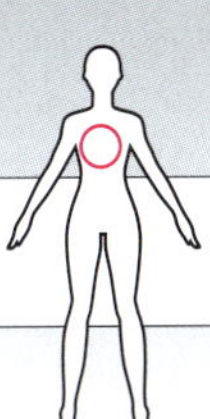

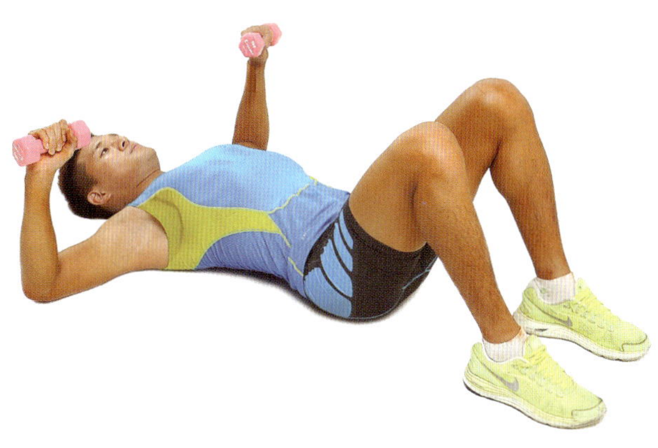

1 호흡 : 들이마신다
준비자세 : 발을 골반 넓이로 벌려 주고 무릎을 세우고 누운 다음, 덤벨을 잡은 손은 팔꿈치가 직각이 되게 하고 바닥에 닿지 않게 한다.

2 호흡 : 내쉰다
운동방법 : 준비자세에서 천천히 그대로 위로 올려 준다.

횟수 · 세트 : 12회, 3세트

TIP
턱을 가슴으로 당겨 준다.

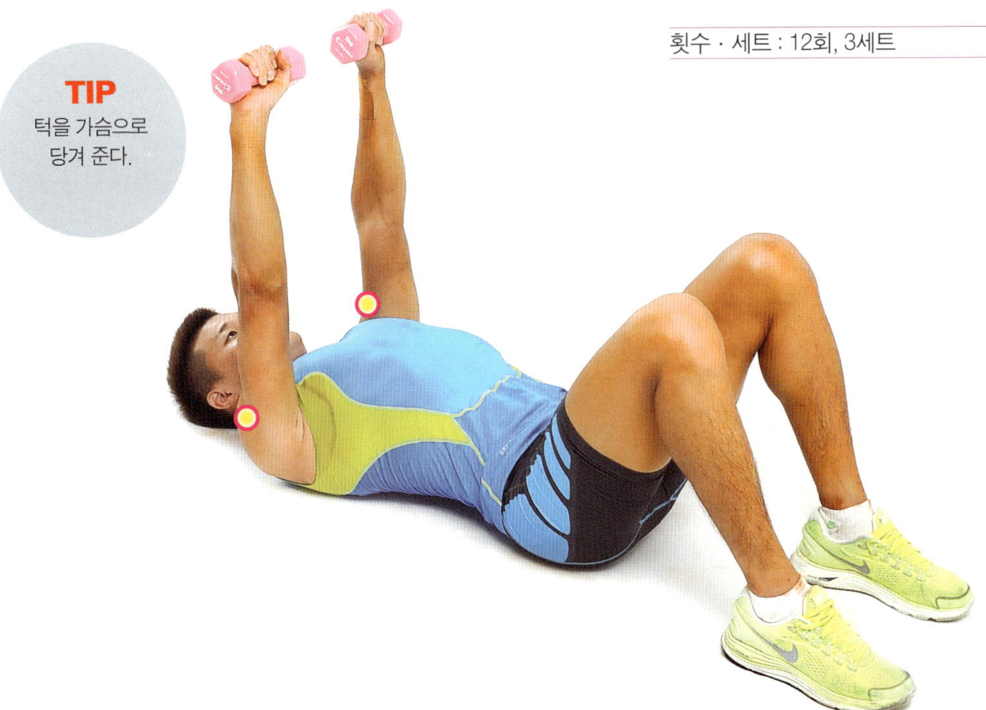